의료를 통하여 아시아를 하나로

체험파 의료 매거진 | 일본잡지 Lattice의 다이제스트판입니다   Lattice 편집부

Early
Exposure

좋은 의사가 되자!

Vol.
3

부록_일본판 수록

의료는 어디를 향하고 있는가

YMS
heart of medicine

book Lab

두 개의 이란(일한) 문제

지리산을 오르며 자신의 미해결 문제에 대하여 생각했다.
개인적으로 이란(일한) 문제라고 부르는 것이다.

이란의 핵 문제

2005년 여름, 테헤란대학교의 의대생을 취재할 때 역질문을 받은 적이 있다.

"이란이 핵을 가지고 있는 것에 대해서 어떻게 생각하나?"라는 내 질문에 대하여, "왜 핵을 가지고 있으면 안 되는지 대답해 달라."고 질문이 돌아온 것이다.

"서아시아의 지도를 봐 달라. 이란이라는 나라는 동서남북의 전 방면으로 무수의 핵에 둘러싸여 있다. 아파트의 주민 모두가 무기를 가진 깡패나 양아치인데 거기에 무방비한 학생이 하숙하고 있는 꼴이다. 이란은 핵 없이는 살 수 없다."고 청년은 말했다.

문제의 근본은 전승국 또는 전승국이 승인한 나라가 핵을 가지고 있다는 사실이다. 이란의 청년은 계속 이야기를 이어나갔다.

"베트남은 정글에 숨어서 미국에 이겼다. 이란은 사막에 숨어서 미국과 싸운다."

세계를 지배하는 거부권과 핵을 가질 권리, 전후 80년이 지나도 전쟁의 유산은 계속되고 있다. 전승의 권리와 바꿀 수 있는 세계를 통솔하는 새로운 가치관을 창조하지 않으면 안 된다.

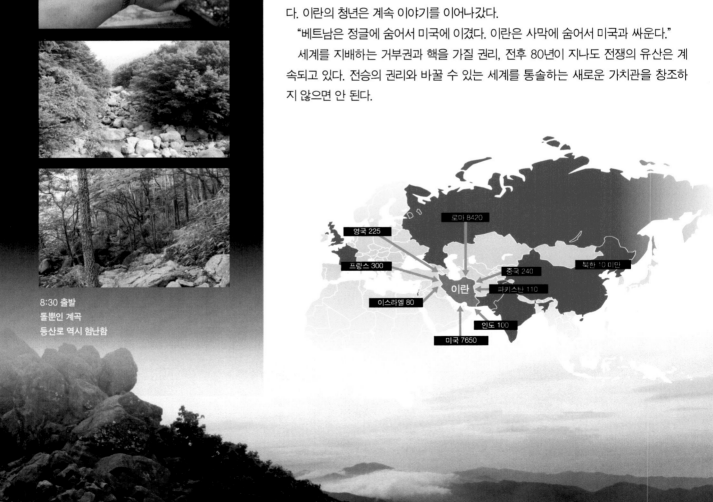

8:30 출발
돌뿐인 계곡
등산로 역시 험난함

로마 8420
영국 225
프랑스 300
이스라엘 80
미국 7650
이란
중국 240
파키스탄 110
인도 100
북한 10 미만

일한의 역사 문제

일한을 소리 내어 읽으면 '이란'이라고 읽힌다. 일한 문제의 제일은 역사인식의 차이에 있다고 박근혜 대통령은 지적하며, 한·중·일 공동역사교과서의 발행을 제안했다. NHK가 '일본과 조선 반도 2000년'이라는 프로그램을 제작했는데, 과거 어떠한 시대에서도 양국 역사가의 견해는 대립하며, 공동교과서 발행의 길은 험난하기만 하다. 게다가 한·중·일 3국 공동이라면 얼마나 시간이 걸릴지 알 수 없다.

필자는 구체적인 제안을 하나 하고 싶다. 역사의 의론을 석학의 장로에 맡기지 않고, 서민이 개입하는 것이다. 송산강 유역을 중심으로 하여, 한국에는 13기의 전방후원분이 1990년대에 발견되었다. 많은 한국인은 이 존재를 모르고 있다. 5세기 말부터 6세기에 걸쳐 왜인은 어떠한 이유에서인지 밝혀지지 않았으나 한반도에 거주했던 것으로 추정되며, 한일 양국의 교과서에는 이러한 내용이 전혀 거론되지 않고 있다.

필자는 정부에서 전방후원분 학습에 관련된 투어를 지원하여, 서민들이 양국의 고대사에서부터 공통인식을 갖는 것으로 출발하길 기대해본다.

Lattice는 한국에서 「의료를 통하여 아시아를 하나로」라는 이름으로 발매되고 있다. 이 책에서 제시하는 이러한 문제들을 앞으로 일본, 한국, 이란 등 아시아의 젊은이들이 의기투합하고 노력하여 해결해 줄 것이라고 믿어 의심치 않는다.

이런 생각들을 하다 보니 어느새 검은 구름 아래 소나기가 내리는 것이 보였다. 바위가 비에 젖어 미끄러워졌다. 아마 10번 정도 넘어진 것 같다. 카메라를 지켜야 하나 내 몸을 지켜야 하나 고민될 정도였다. 마치 산에서 마주친 다람쥐도 나에게 '바보'라고 하는 것 같았다. 이런저런 생각을 하면서 비에 젖은 지리산 하행 길을 간신히 마치고 숙소로 돌아왔다.

2014년 2월
Lattice 발행인   이치카와 쯔요시

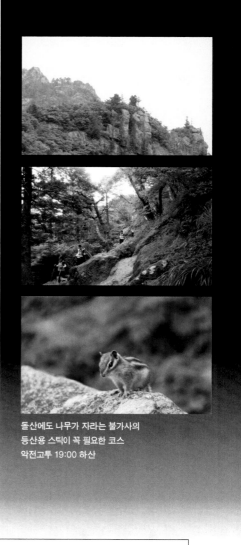

돌산에도 나무가 자라는 불가사의
등산용 스틱이 꼭 필요한 코스
악전고투 19:00 하산

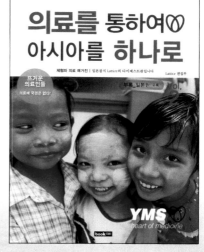

의료를 통하여♡ 아시아를 하나로

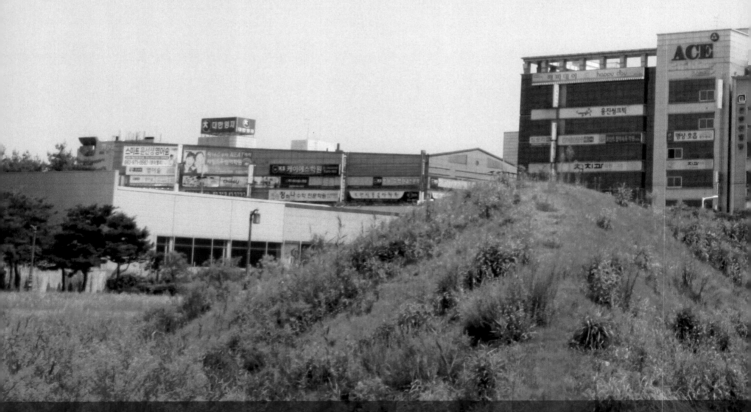

Korea × Japan cooperative project

경북대학교 박천수 교수 광주 월계동 장고분에서의 NHK 인터뷰

고대의 전방후원분은 지금의 민족이나 국가의식으로 설명해야 할 것이 아니다. 고대 동아시아의 세계는 지금처럼 한 국가만으로 살아남을 수 있는 세계가 아니었다. 고대의 동아시아를 생각하는 것이 미래의 동아시아를 어떻게 볼 것인가에 관한 큰 단서가 될 것이다.

41 NHK 「클로즈업 현대 NO.3440」에서 발췌

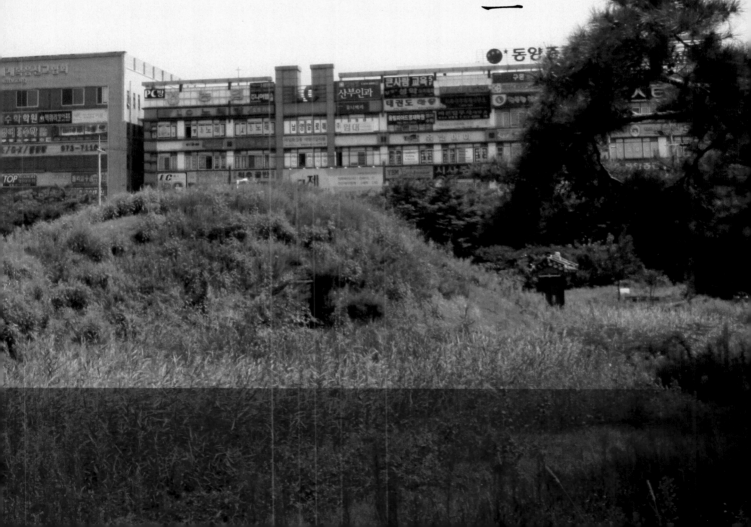

한일

공동 프로젝트

- 경희대학교 한의학 연수
- 고신대학교 Lattice 강좌 한일 튜토리얼 2013
- 서양의학×한의학 원격강좌
- 알기 쉬운 한의학『KBS동의보감』일본어 번역본 출판
- 산청전통의약엑스포에 참가하여

한의학과 만나게 된 3일간

경희대학교 국제한의학교육원 연수

2013

경희대학교 한의학부는 한국에 존재하는 12개 한의학과 중 최고봉이라고 불리고 있다. 여기에서 한의학을 전공하는 학생과 일본에서 서양의학을 전공하는 학생의 연수가 2012년부터 시작되었다. 이번이 2회차가 되는 이번 연수회에서는 어떤 교류가 있었고 서로 어떤 점을 배우게 되었을까.

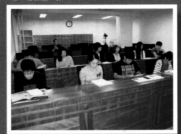
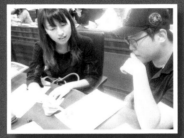

Kyunghee University

동방대학교 의학부 이치무라 마사루

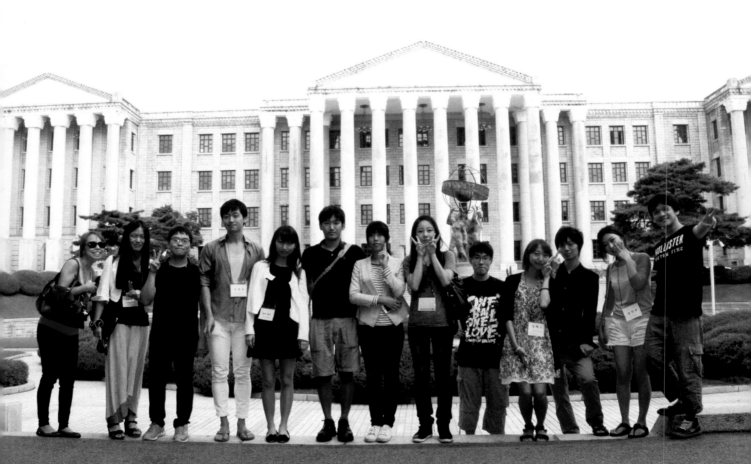

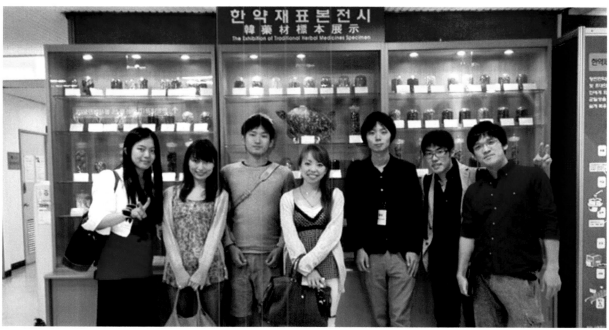

한약재 표본 전시관 앞에서

첫째 날 - 한의학부생과의 만남

2013년 9월 14~16일, 제2회 경희대학교 국제한의학 교육원 연수가 진행되었다. 일본에서는 총 6명의 의대생 과 1명의 인턴이 참가했다.

첫째 날은 경희대학교의 학생들과 인사를 나누고 자 기소개를 했다. 경희대학교의 학생들은 모두 영어가 유 창했다. 심지어 일본어도 잘하는 학생이 있어서 깜짝 놀랐다. 일본어를 어떻게 공부했는지 물어봤는데, 중학 교 때 일본만화를 읽고 싶어서 공부했다고 한다. 그 열 의에도 감동했다. 나라면 해외의 서적이 읽고 싶었다고 해도 영어 공부를 그리 열심히 하지 않았을 것 같았다.

또한 이날 경희대학교 선생님의 강의도 준비되어 있어

한의학부에 관해 설명을 들었다. 경희대학교는 의과대학 과 한의과대학이 동시에 존재하고 있다. 그리고 한의학 부의 임상과목은 일본과 상당히 다른 내용이어서 놀랐 다. 경희의료원에는 양방과와 한방과가 동시에 존재하며 환자의 선택과 병행진료가 가능하다. 게다가 양방의사 와 한의사 면허를 둘 다 소지하고 있는 교수님들도 적지 않았다. 그만큼 그런 선생님은 인기가 많다고 했다.

이치카와 선생님의 한의학 강좌도 있었다. 보다 일반인 들의 흥미를 유발할 수 있는 총론적 내용을 소개해 주셨 다. 이치카와 선생님이 번역에 참가한 『KBS 동의보감』의 내용을 바탕으로 평소 듣기 힘든 한방과 암 치료에 관한 내용과 동의보감을 접할 수 있어서 매우 신선했다.

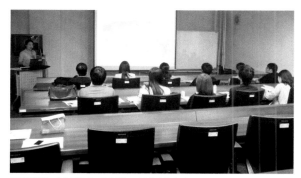

한의학부란 어떤 곳인가, 경희대학교 선생님의 강의

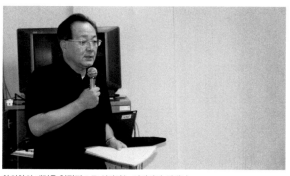

한의학의 매력을 열정적으로 설명하는 이치카와 선생님

둘째 날 - 한국 학생들과 의견 교환

둘째 날은 이치카와 선생님께서 대표적인 일본인과 의(醫)의 아트에 대하여 특별 강의를 해 주셨다. 여러 가지 시점으로 역사적 인물이나 초등학교 때 배웠던 교과서를 소재로 일본과 한국을 비교하거나 공통점을 알게 되어서 무척 좋았다. 특히 가네코 미스즈와 김소월의 시가 인상 깊었으며, 편집된 영상도 매우 훌륭했다.

그 후 조별로 학생들끼리 학교 캠퍼스를 산책하며 경희대학교에 대하여 소개도 받았다. 나와 같은 조였던 한국 학생은 경희대학교 한의학부에 들어오기까지 두 개의 대학교를 다녔다고 했다. 처음에는 이공학부에 들어갔고, 그 후에 의학부를 다니다가 한의학부로 다시 입학했다고 한다.

왜 의학부를 중퇴하고까지 한의학부에 다시 들어왔는지 물었다. 원래 생명에 대해 큰 흥미를 가지고 있었고, 장래에 침구치료를 주로 하고 싶었기 때문이라고 했다. 의학부에서 한의학부로 전공을 전향할 수 있는 열정적인 마음에 다시 한 번 감동했다. 그리고는 캠퍼스 도서관을 지나갈 때 그녀는 이렇게 말했다. "이곳은 내가 매일 수업 후에 공부하는 곳이고, 휴일에도 아침부터 저녁까지 여기서 공부해." 게다가 바쁜 학교생활을 쪼개어 저녁 시간에는 수학 교사로 초등학생들을 가르치고 있다고 했다. 정말 파워 넘치는 모습에 자극을 받았다. 학교 성적도 좋으냐고 물었을 때 "Of course!"라고 대답했다. 상위권을 쭉 유지하고 있는 것 같았다.

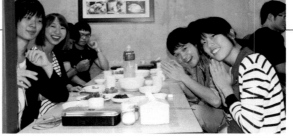

금방 친해지는 한일의 학생들

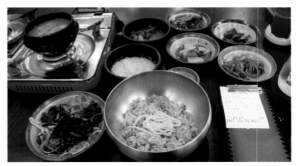

본고장에서 먹는 한국요리의 맛은 역시 최고

그날은 조별활동으로 존경하는 인물에 대해 발표하는 시간이 있었다. 점심을 먹으면서 토론할 예정이었지만, 서로의 학교생활과 각국의 문화에 대해 이야기하느라 미처 하지 못했다. 서둘러 학교로 돌아와 서로 진지하게 의견을 교환하고 열의를 담아 발표했다.

이날 저녁은 내 생일이었다. 나는 전혀 눈치채지 못하고 있었는데 나를 위해 깜짝 파티를 준비해 주어서 정말 행복했다. 해외에서 생일 축하를 받을 거라고는 생각도 못 했는데 이렇게 즐거운 일이 또 있을 수 있을까 싶었다.

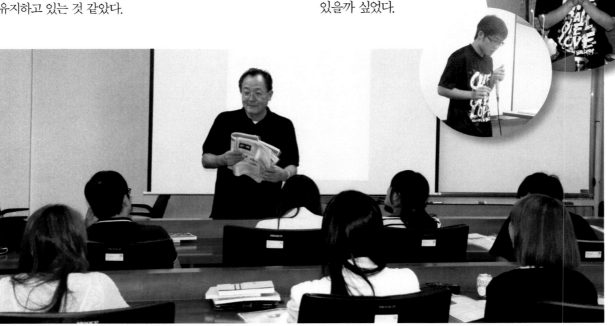

조별 발표 내용

Tutorial

과제(1) 동의보감과 한의학에 대해 배운 점, 느낀 점

과제(2) 대표적인 한국인, 대표적인 일본인
어떤 인물인지, 왜 대표적이라고 생각하는지 자신이 정한 인물을 같은 조의
친구가 발표할 수 있도록 충분히 설명합니다.

감 상) 과제1, 2와 연수에 참가하여 느낀 점 등 종합적인 감상평

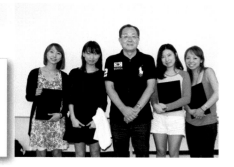

우수자 발표

한국인 우수자 정혜선 (경희대학교 한의학부)

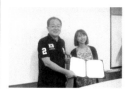

어떤 의사가 되고 싶은지

Hello, My name is Hyeseon Jeong. First I want to talk about what kind of doctor I want to be.

I want to be a confident doctor, and I want to work hard. Because I want to be a woman who can feel compassion for the patient's pain. Second, I want to be a doctor like rock. Can you imagine rock? Rock is very strong, hard, not only unchanged.

대표적인 일본인

I heard about SMAP from Kaji. SMAP is a Japanese famous singer group and they have many famous songs, "Lion Hearts", "Sekaini-hitotsu-dakeno-Hana" and so on, and this concert, many people come and see to listen to their songs. One of the members, Kusanagi Tsuyoshi, was arrested because he was naked in the park, and the happening was so famous. Kimura Takuya is Japanese "Ike-men" and he is a famous actor, too. I watched his TV drama, "Good Luck."

Finally I talk about today's lecture. I studied with Korean and Japanese friends, and that was very fun. Thanks to Mr. Ichikawa for giving me a pretty good shirt.

I'm very happy to study here today.

한의학에 대하여

동양의학과 서양의학은 각각 좋은 점이 있다고 생각합니다. 저는 여기서 한의학의 좋은 점에 대해 이야기하고자 합니다. 먼저 한의학은 전체를 본다는 점입니다. 그 후에 몸의 부분에 초점을 맞추는 것입니다. 예를 들면 저는 알레르기성 피부염을 가지고 있는데 치료를 위해 많은 노력을 했지만, 그다지 효과를 얻지 못했습니다. 치료를 위해 한방을 찾았을 때는 피부염 증상에만 초 점을 맞추기보다는 몸 전체의 면역력을 강화하여 질병을 치료하려는 노력이 매우 인상적이었습니다. 아보 도루라는 일본인이 쓴 『면역혁명』이라는 책을 읽은 적이 있습니다. 여기에 소개되었던 내용이 한의학의 기본 철학과 매우 흡사하다고 생각합니다. 전통의학은 만성적인 질병에 강점을 가지고 있다고 생각합니다.

일본인 우수자 가나이 아키코 (군마대학교 의학부)

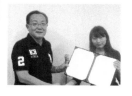

연수에 참여하여

Hello my name is Akiko Kanai. First of all I want to say what I feel about Mr. Ichikawa's lecture. I feel that substances which make body are food. It's very natural, but people forget it, so they, all of us eat Junk food, such as McDonald's or something. But there are many diseases which are not reveal. Western doctors also in Japan struggle to find the cause by examining blood system, organ system and something. But they don't try to know the real reason to make such diseases. For example many doctors maintain the cause is stress. It is very useful word. But I think there is another reason such as food or ingredient or something recently in fashion. So Korean medicine is the subject to give the good opportunity to restart our life-style. So I was very impressed.

대표적인 한국인

And next I will talk about Sejong. He is the person who can be seen in bill. He is the old King, and he made the character system of Korea so he is the very famous person. He was the very good King because he managed the politics very well. Also he made a lot of inventions, such as clock, using sun, using water, and wrote guide book about agriculture.

I want to say about this program, in Japan, many television say about bad relationships between Korea and Japan, but all the Koreans I have met were kind, cool, and smart, all of them are very good person. This conference is a good opportunity to communicate and cooperate in medical science. I want to make patients to happier than before with Korean medical students and I hope people in all over the world become happier than ever, so I want to do something to the world in the future. Thank you very much.

셋째 날 – 한의학을 배우다

마지막 날은 일본 학생들만 경희대학교 한방병원에서 강의를 듣게 되었다. 그중에서도 인상적이었던 것은 벌의 독을 사용하는 봉침치료로서 신경증상의 개선으로 근골격계와 요통, 관절염에 효과가 있다고 한다. 그 후 어떻게 한약이 만들어지는지 제조하는 곳을 견학했다. 독특한 한방 냄새가 났다.

그 후 척추교정 치료의 실기를 견학했다. 척추가 휘어있으면 여러 장기의 장애를 일으키는 원인이 된다고 한다. 척추가 휘어 장기에 장애가 생겨 살이 찐 환자의 케이스도 보았다. 척추교정 치료를 15회 받은 후 전체적으로 날씬해지고 체중도 많이 줄어든 결과를 사진으로 비교해 보았는데 그 효과가 매우 인상적이었다. 실제로 엑스레이 없이 촉진을 통해서 척추의 상태를 알아보는 방법도 배웠다. 두 개의 손가락으로 척추를 따라 꾹꾹 누르면 살이 약간 붉게 변하는데 그 선을 보면서 척추의 휜 정도를 알 수 있다고 했다. 이 때문에 골반도 비뚤어지고 그 증거로 두 다리의 길이가 다른 것을 확인했다. 그 후 교정하는 과정은 아파 보였지만 못처럼 생긴 기구로 척추 하나하나를 교정해 나갔다. 확실히 휜 부분을 교정할 때 아파했다. 또 망

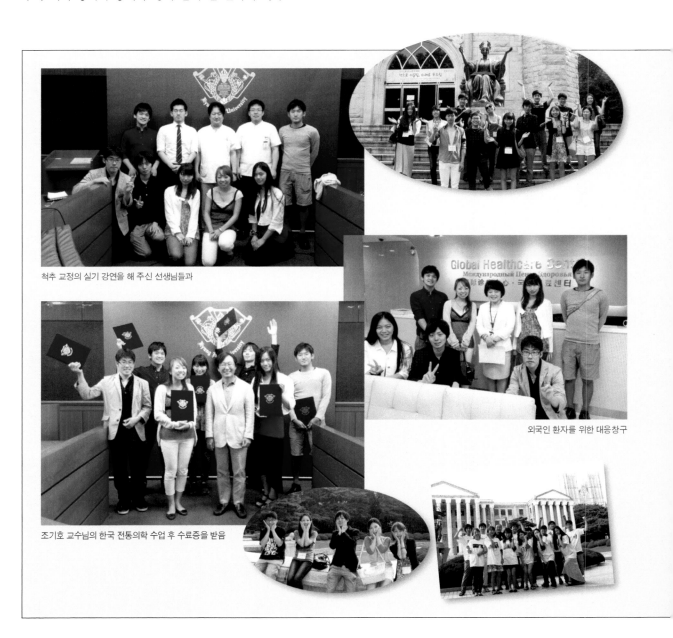

척추 교정의 실기 강연을 해 주신 선생님들과

Global Healthcare Sen

외국인 환자를 위한 대응창구

조기호 교수님의 한국 전통의학 수업 후 수료증을 받음

치처럼 생긴 기구로 척추를 좌우에서 톡톡 두드리며 교정하고 다리에 힘을 뺀 채로 아래에서 당겨주는 등 치료를 했다. 아파 보였지만 교정이 끝난 후에는 두 다리의 길이가 같아졌다.

근거에 기본을 두고 치료를 하는 서양의학과 경험을 중시하는 동양의학. 그러나 한의학은 그 동양의학의 요소에 서양의학의 요소를 결합하고 있었다. 경험을 중시하는 과학적인 치료를 통하여 많은 사람을 구해낸다. 여기서 동양의학과 서양의학의 융합을 느꼈다. 그리고 서로의 장점을 살려 서양의학과 한의학이 서로 협력할 때 최강의 의료가 되지 않을까 생각했다.

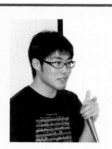

이치무라 마사루

"어떻게 살아도 사람은 누구나 후회하기 마련이다. 그렇지만 후회의 총량을 줄이는 노력은 누구나 할 수 있다."라는 말을 가슴 깊이 새기며 20대에 할 수 있는 모든 일에 최선을 다하겠습니다.

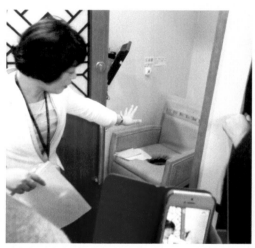

의자 위에 앉으면 아래쪽 구멍에서 증기가 나온다

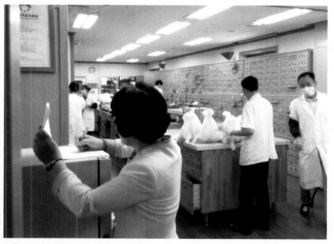

약을 제조하는 곳

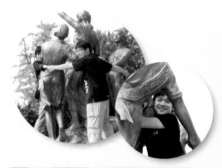

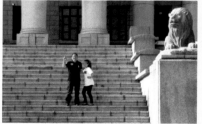

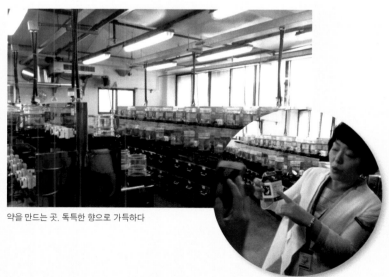

약을 만드는 곳. 독특한 향으로 가득하다

경희대학교 국제한의학교육원 연수 2013

한의학 발전의 기초가 된
『동의보감』

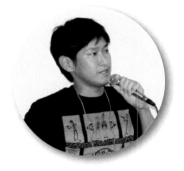

구루메대학교 의학부 다나베 다카쿠

한의학의 기초는 400년 전 허준이라는 인물이 편찬한 동의보감이라는 의학서에 의해 형성되었다. 400년 전이라는 과거에 지금까지 통용되는 의학의 뼈대가 만들어졌다는 사실은 정말 놀랍고, 그것을 전통의학으로 소중히 지켜온 한국 의료인들의 노력에도 감탄할 만하다.

현재의 일본 의학은 대부분 독일 등 서구에서 수입되어 온 서양의학이다. '와칸(和漢)'이라는 일본 고유의 전통 의학도 존재하고는 있지만 실용되는 분야는 거의 한정되어 있고, 그 사용 범위 또한 서양의학의 보조적 역할을 넘어서지 못하고 있다고 생각된다. 한국에서도 역시 서양의학이 주축이 되고는 있지만, 서양의학과 함께 중국에서 전래된 동양의학이 한의학이라는 한국 독자적인 의학으로 자리 잡았다.

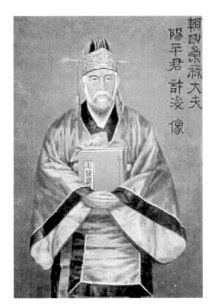

한국에서는 의료 제도나 의사 면허의 시스템이 서양의학과 한의학으로 각각 나누어 정해져 있고, 대통령 주치의 역시 서양의학과 한의학으로 따로 정해져 있다. 이것은 하나의 의사 면허를 가지고 서양의학과 한방, 침구 치료 등을 모두 할 수 있는 일본의 의료 제도에서는 상상할 수 없는 전문성이다. 게다가 서양의학과 한의학이 서로의 장단점을 보완하며 환자가 두 가지 치료 방법 중에서 자신에게 맞는 것을 선택하는 것이 가능하다.

난치성 질환의 경우 양·한방의 두 가지 측면에서 해석하고 접근하여 치료를 하는 통합의료 시스템이 운용되고 있는 것도 매우 감동했다. 서양의학, 한의학이 가지는 기존 효과와 안전성을 기본으로 하여 과학적으로 검증된 보완대체의법을 더함으로써 한쪽에서만은 치료가 힘들었던 만성 또는 난치성 질환에 대하여 치료의 효과를 높일 수 있다고 한다. 이런 '통합의료' 시스템은 인구 고령화와 난치성 질환의 증가라는 문제에 대응하기 위하여 생겨난 것이라고 했다. 오랜 기간 같은 문제를 가지고 있는 일본에도 굉장히 흥미로운 이야기가 아닐 수 없다.

허준의 동의보감이 외래의 동양의학을 한의학으로 승화시켰다. 허준이 중국에서 전래한 동양의학을 당시 가난한 서민들을 위하여 구하기 쉬운 생약 등 자신이 연구한 방법을 더하여 한국판으로 정리하여 동의보감을 편찬한 것이 현재의 한의학을 만들었고, 그리하여 한의학이 한국에서 이 정도 입지를 자리하게 되었다고 생각한다. 의학은 매일 진보하지만, 근본은 있기 마련이다. 한의학의 근본이란 400년 전 허준과 동의보감이 아닐까 생각한다.

경희대학교 한의학 연수에 참가하여

이루리 (경희대학교 한의학부)

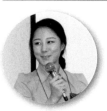

일본인이 한국의 의학서적에, 그것도 서양의학이 아닌 한의학의 서적을 알고 있고 흥미를 갖게 되었다는 사실에 놀랐다. 한의학에 대한 자부심도 느꼈다. 개선해야 할 점은 일본의 학생들이 강의에 나오는 한의학의 기본 개념에 대해 이해도가 낮았던 것이 아쉬웠던 부분이다.

대표적인 한국인, 일본인에 대한 강의도 매우 유익했다. 평소에 일본의 대중문화는 접할 기회가 많은데, 역사적 인물이나 각 계층의 현대 유명인 등은 거의 접할 기회가 없었다. 그 강의를 통하여 평소에 알기 힘들었던 일본 문화와 인물의 정보를 얻을 수 있어서 관심을 갖게 되었다.

오랫동안 추억이 될 만한 귀중한 경험이었고, 유익한 활동이었다. 평소에는 일본인 친구를 만날 기회가 거의 없었지만 이번에 서로의 이름을 외우고, 별명을 부르면서 함께 식사하고 같은 테마로 토론하는 경험은 매우 소중했다. 마음을 맞추어 뜻을 함께하는 일에 언어는 벽이 되지 않는다는 사실을 이번 연수에 참가하여 배우게 되었다.

김정현 (경희대학교 한의학부)

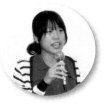

한의학에 관심이 있어 한국에 온 학생들이기 때문에, 기본적인 철학인 음양오행의 설명이 있으면 좋겠다. 한의학의 지식을 퀴즈 형태로 진행하는 수업은 재미있긴 하지만 심도 있는 내용의 전달이 힘들기 때문에 개선되었으면 좋겠다. 한의학적 치료 방법이 실제로 어떻게 사용되고 있는지에 관한 영상 치료 효과 등을 제시할 수 있는 자료가 있으면 일본 의대생들도 더 흥미를 가지게 될 것이라고 생각한다.

대표적인 한국인, 대표적인 일본인 수업은 진행 방식이 재미있었다. 강의 제목만 보고 딱딱한 내용일 것이라 생각했는데 퀴즈나 영상 등을 통한 시각적 학습이 주류여서 끝까지 집중하면서 즐겁게 참여할 수 있었다.

내가 몰랐던 일본 문화를 접하는 기회가 되었고, 양국의 공통점과 관련성이 매우 깊다는 것도 알게 되었다. 원래 일본에 관심이 있어 일본어를 어느 정도 공부했다. 하지만 나의 관심분야 이외에는 접할 기회가 없고 정보도 별로 없었는데 이번 기회에 광범위한 문화를 접할 수 있어서 매우 좋았다.

조별로 같이 학생식당에서 밥을 먹는 경험은 매우 재미있었다. 적은 인원이라 함께 밥을 먹으면서 발표를 준비하기도 좋았고 개인적으로도 친밀도가 높아진 기분이 들었다. 또한 수업 때 말할 수 없는 관심사나 한의학에 관한 이야기도 나눌 수 있어서 좋았다.

수업이 예상보다 길어져서 조별 활동 시간이 짧아진 것은 너무 아쉽다. 시간이 많이 모자랐다. 또한 한의학에 관해서 이야기할 수 있는 시간도 너무 짧았던 것 같아 아쉽다.

가와이 히로미 (연수의)

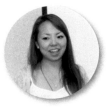

To tell the truth, I didn't feel the interest in the lecture because I'd already read the books. However, through the communication with Korean students who are majoring in Korean medicine, I got more interested in Korean medicine. In Japan, as the western medicine is so strong, there are not a lot of people who admit the importance of eastern medicine. As I work as a doctor in Japan, I feel something like discrimination to 整体師 or 鍼灸師. It's not that I want everybody to understand the greatness of eastern medicine, but I want a lot more patients to feel it.

We went out to eat and spend too much time there, so we didn't have enough time to discuss.

However, we made friends through 2 days so it was easy to exchange our opinions in English which is not the first language any of us here.

It is true that we didn't have enough time, but I don't think it's necessary to extend the time.

경희대학교 국제한의학교육원 연수 2013

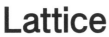

고신 대학교 Lattice 강좌

한일 연수회 2013 夏

Lattice 편집부

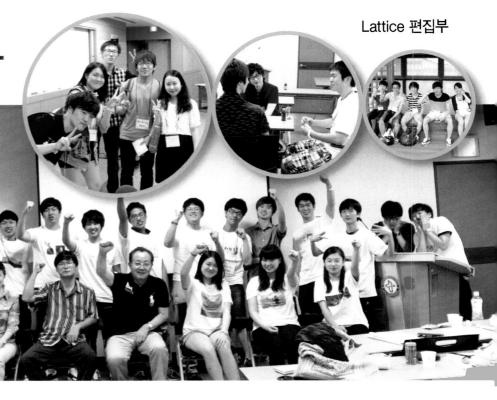

한국 부산에 있는 고신대학교와 YMS와의 교류는 2007년 YMS 일행이 고신대학교를 방문한 이래로 7년째 지속되고 있다. 이 교류가 시발점이 되어 한일 학생 간, 학교 간의 네트워크도 넓어졌다. 특히 2박 3일의 교류회는 매년 열리는 고정 활동으로 자리를 잡았다.

2013년 여름에도 YMS 학생 11명이 고신대학교를 방문했다.

도착 후 앞으로 2박 3일간 같이 지낼 고신대학교 학생들과 만났다. 각자 자기소개를 한 후 고신대학교 복음병원의 창시자인 장기려 박사의 사택을 견학했다. 고신대학

교에는 지금도 장기려 박사의 봉사정신과 신에 대한 사랑이 살아 숨 쉬고 있다. 장기려 박사의 방을 방문한 어린 친구들은 그 정신을 조금이라도 느낄 수 있었을까.

이어서 고신대학교 옥철호 교수가 '개발도상국에 의료 공헌'이라는 주제로 발표를 진행했다. 고신대학교에서는 오래전부터 개발도상국의 의료 취약지에서 의료 선교활동을 시행하고 있으며, Lattice도 필리핀, 중국에서의 의료 활동에 동행 취재를 한 적이 있었다. 옥 선생님은 프레젠테이션 중에 새하얀 종이를 구기며 이렇게 말했다. "국제 공헌에는 깨끗한 새 종이 같은 젊은 친구들의 적극적인 참여가 필요하다. 나이가 들어 구겨진 종이 같은 상태에

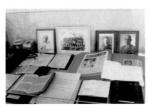
장기려 박사의 방을 견학

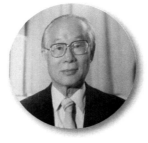

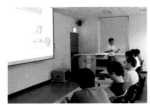
옥철호 선생님의 강의

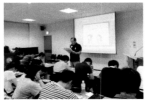
YMS 이치카와 선생님의 강의

서는 힘들다."고 강조하며 학생들의 마음을 사로잡았다. 그 후 그룹을 나누어 연수 프로그램을 설명했다. 저녁에는 한국 음식을 마음껏 즐기며 한일 교류를 더욱 깊이 다졌다.

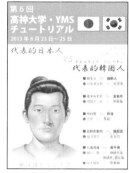

강의 교재의 표지

둘째 날. 이날은 아침부터 YMS 대표 이치카와 선생님의 강의가 있었다. 테마는 '대표적인 한국인 vs 대표적인 일본인'이었다. 많은 역사소설을 남긴 일본의 작가 시바 료타로와 한국의 고고학자 박천수, 일본의 시인 가네코 미스즈와 한국의 시인 김소월, 일본의 나카무라 데츠 의사와 한국의 허준 등 다양한 분야의 대표적 인물들을 비교하며 퀴즈 형식으로 재미있게 소개를 해 주셨다.

그 후 열린 연수 최종 발표회. 이번 과제에서는 강의 내용을 바탕으로 대표적인 일본인과 대표적인 한국인에 대해 발표하는 기회를 갖게 되었다.

발표 후 산업의대의 요시이 지하루 교수님의 프레젠테이션이 있었다. 테마는 '내가 걸어온 길 -한일 우호에 관하여-'이었고, 한국에서의 국제 심포지엄이나 공동 연구에 참가하는 등 의사로서 참여하고 있는 한일 우호 활동에 관한 내용을 발표해 주셨다.

발표 우수자 시상식은 저녁 식사를 하면서 열렸다. 3일이라는 짧은 만남이 서로 잊지 못할 추억을 만들었다. 영어 발표는 큰 부담이긴 했지만, 상대의 생각을 이해하고 그것을 내가 대신 발표하겠다는 시도와 노력 덕분에 한일 학생들의 거리가 더욱 좁혀졌다고 생각된다.

과제 1 대표적인 일본인에 대하여

일본인은 대표적인 일본인을, 한국인은 대표적인 한국인을 소개합시다. 그 인물을 대표적인 인물로 소개하는 이유를 2분 정도 분량의 영어 발표로 준비합니다. 서로의 팀 메이트와 자신의 원고를 교환하여 자신이 정한 대표적인 인물에 대해 소개합니다.

발표 시에는 자신의 팀 메이트에게 소개받은 인물을 대신 발표하고(일본인의 경우 대표적인 한국인을, 한국인의 경우 대표적인 일본인을) 그에 대한 감상을 함께 발표합니다.

과제 2 자유발표: 연수에 참가하여

강좌 내용의 감상이나 연수에 참여하여 느낀 점, 어떤 의사가 되고 싶은지 등을 자유롭게 발표합니다. (2분 동안 200단어의 영문 또는 600자의 일본어로 발표)

과제는 기본적으로 영어 발표를 원칙으로 합니다. 경우에 따라 통역이 돕습니다.

● 2013일정표

일정	시간	프로그램
2013-08-23 (金) 【첫째 날】	8 : 00	나리타공항 집합
	10 : 00~12 : 15	나리타공항→김포공항
	12 : 45~13 : 30	김포공항→고신대학교 복음병원
	14 : 00~14 : 15	참가자 자기소개
	14 : 15~15 : 00	장기려 박사의 영상 시청 후 사택 견학
	15 : 00~16 : 00	옥 선생님 강의
	16 : 00~18 : 00	팀별 교류회
	저녁	석식
2013-08-24 (土) 【둘째 날】	아침	조식
	9 : 00~12 : 00	이치카와 선생님 강의
	12 : 00~13 : 30	중식
	13 : 00~16 : 00	팀별 활동
	16 : 00~17 : 30	팀별 발표
	17 : 30~18 : 30	산업의대 요시이 선생님 강의
	夜	석식 / 발표회
2013-08-25 (日) 【셋째 날】	9 : 00~	자유시간
	12 : 00	김포공항 집합
	14 : 00~16 : 00	《귀국》 김포공항→나리타공항

산업의대 요시이 지하루 선생님

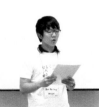

일본 학생 우승자 하루타 유스케 군. 장기려 박사를 열연했다

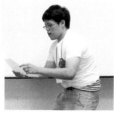

한국 학생 우승자 박하성 군은 2년 연속 참가했다

박하성 (고신대학교)

장기려 박사의 생애와 정신은 고신대학교 학생으로서 지속적으로 접하고 배워야 할 것이라고 생각합니다. 그의 생애에 관한 영상이나 책, 또 교수님들로부터 여러 이야기를 듣는데 들을 때마다 새로운 감동을 받습니다. 다시 한 번 좋은 이야기를 들을 수 있어서 기쁩니다. 장기려 박사의 방을 견학한 것도 매우 영광이었습니다. 그리고 우리 병원의 홍보 영상도 인상 깊게 보았습니다. 병원에 대한 자부심을 가질 수 있는 기회가 되었습니다.

이치카와 선생님의 강의는 1년 만에 들었습니다. 선생님은 여전히 파워풀하고, 열정을 가진 분이었습니다. 작년과는 또 다른 내용이어서 새롭게 많은 것을 배웠습니다. 각계각층의 사람들과 그 인생에 대해 생각할 기회를 주신 이치카와 선생님께 진심으로 감사합니다.

개인적으로 발표 주제는 작년보다 올해가 인상 깊었습니다. 자신의 존경하는 인물을 소개하고 대화를 통해 토의하는 시간은 아주 뜻깊고 소중했습니다. 내가 존경하는 정주영 회장을 소개할 수 있어서 기뻤고, 또 일본의 위대한 인물에 대해서도 알 수 있어 유익하였습니다. 서로가 연수에 참여한 소감을 공유하면서 팀 전체가 더 친해진 느낌도 들었습니다. 서로의 생각과 장래에 대해 공유하면서 더욱 서로를 존중하게 된 것 같습니다. 이런 귀중한 기회를 주셔서 감사합니다.

신영섭 (고신대학교)

고신대학교의 강의에서는 한일 교류와 향후 양국의 의사가 나아가야 할 미래상에 대해 제시해주셨다. 특히 양국의 의사가 아시아 전체의 보건과 개발도상국의 보건을 위해 노력해야 한다고 말씀하신 점이 인상 깊었다.

YMS 강의에서는 일본인 vs 한국인이라는 주제로 각국의 대표적 인물을 소개하고 문화를 비교하는 시간을 가졌다. 이치카와 선생님은 강의를 위해서 재미있는 경품과 퀴즈, 동영상 등을 많이 준비해 주셨다. 강의를 듣고 느낀 것은 일본인과 한국인이 그렇게 크게 다르지 않다는 점이었다. 예전부터 교류가 있었고 인종적 뿌리도 크게 다르지 않은 것 같다. 지금처럼 한일 관계가 그다지 좋지 않은 시기일수록 이러한 프로그램을 통해 서로를 이해하고 화합해 나가야 한다는 필요성을 강하게 느꼈다.

아사다 에리코 (츠쿠바대학 부속고등학교 졸업)

앞으로의 의료 발전에 일본과 한국이 협력해 가는 것이 매우 중요하다는 것을 옥 선생님의 강의를 통해 재인식할 수 있었습니다. 각각의 문화나 언어에 차이는 있지만 앞으로의 의료를 이끌어 나가기 위해서 우리 학생들부터 성인 의사까지 다양한 형태로 교류할 필요가 있다고 생각했습니다.

발표 준비는 발표 내용을 원고로 준비하는 것이 무척 어려웠지만, 팀 메이트에게 내 생각과 의견을 전달했을 때 함께 공감해 주어서 아주 기뻤습니다. 한국의 위인에 대해서는 전혀 지식이 없었고 솔직히 한국에 올 때까지도 큰 관심이 없었는데, 팀 메이트가 열심히 영어로 설명하는 것을 듣고 흥미를 느꼈고, 한국에 대한 인상도 많이 달라졌습니다.

소네 히사모토 (지케이의과대학)

나는 장래 일본 이외의 나라에서도 의료와 관련된 일을 하고 싶었다. 그동안 일본에서도 여러 강연회에 참여하여 보건교육의 중요성을 알고 있었는데, 이번에 옥 선생님의 말씀에서 한국인 의사의 시점을 알 수 있어서 굉장히 좋았다. 또한 우리가 비슷한 비전을 공유하고 있다는 것만으로도 왠지 앞으로의 활동들이 기대되고 마음이 든든했다. 발표회 때 영어로 말할 기회가 주어진 것은 모두에게 정말 귀중한 경험이었다고 생각한다. 특히 하루타 군의 발표는 누구도 모방할 수 없는 훌륭한 발표였다고 생각한다. 앞으로 한국 친구와의 인연도 점점 깊어질 수 있으면 좋겠다.

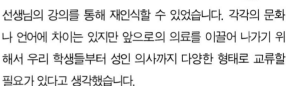

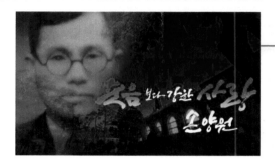

Lattice 2006년 특집 기사가
7년 후 KBS의 다큐멘터리로

「사랑의 원자폭탄」

손양원

2007년 YMS가 고신대학교를 방문하는 계기를 만든 것은 한 목사였다. 2006년, 나카무라 데츠 의사의 발자국을 좇는다는 목적으로 한국 여수에 있는 나병(한센병) 요양시설 '애양원'을 찾은 YMS 일행은 여기에 나병 환자를 위해 헌신하던 손양원 목사의 격동적 인생에 충격을 받고 「Lattice 2007」에서 손양원 목사의 내용을 특집으로 소개했다. 손양원의 생애를 조사하다가 그가 일하던 고신대학교의 존재를 알게 되었다. 바로 Lattice '한일 공동 프로젝트'의 원점 인물인 것이다.

2013년 12월 25일 한국 KBS 방송에서 손양원 목사를 추적한 다큐멘터리 「죽음보다 강한 사랑 손양원」이 방송되었다. 이 프로그램에 일본의 '손양원 연구학자'로 등장한 사람이 바로 YMS 대표의 이치카와, 그리고 통역으로 함께 여수 '애양원'을 찾았던 전병두 목사이다.

여기에서 KBS 방송 프로그램의 내용과 전병두 목사가 존경해 마지않는 손양원에 대한 생각을 소개해 보고자 한다.

성·탄·특·집『죽음보다 강한 사랑 손양원』

밤이라 불리던 시대, 별처럼 빛났던 한 사람이 있었다.
한 시대의 구원을 믿었던 사람.
세상 가장 낮은 자리의 나환자들을 사랑했던 사람.
아들을 죽인 원수마저 사랑했던 사람.
그의 생이 끝나는 곳에서
사랑은 빛나는 유산으로 남았다.

기획의도

손양원. 그 이름은 사랑의 상징이다.

'나환자의 아버지'로 불린 손양원의 삶은 세 개의 그림을 떠올리게 한다.

가족에게조차 버림받은 나환자의 상처에서 피고름을 빨아내는 첫 번째 그림, 자신의 두 아들을 죽인 원수 청년을 양자로 삼은 두 번째 그림, 그리고 일제강점기 신사참배 반대로 인해 옥고를 치르고, 인간이 만든 지옥과도 같았던 전쟁 중에 신앙인으로 순명(順命)하며 순교자의 길을 간 세 번째 그림이 바로 그것이다.

그의 삶은 마치 진정한 사랑이란 이런 것이라는 듯, 스스로 '사랑'을 완성해 가는 과정이었다.

여전히 풍요의 한 편으로 그림자처럼 짙어지는 가난과 소외…

더 이상 구원을 꿈꾸지 않는 사람들…

그리하여 한 사람을, 한 시대를 구원할 '사랑'이란 어떤 것인가?

이 프로그램은 사랑과 구원의 의미를 되새겨 보는 성탄절을 맞아 온 생애를 '사랑'으로 밀어간 순교자 손양원의 삶과 죽음을 조명한다.

또한 그가 마흔여덟의 젊은 나이로 순교하기까지 극한의 비통을 겪으며 보여준 인간적인 고뇌와 성찰의 흔적들을 통해 우리 시대를 구원할 참사랑의 의미를 묻는다.

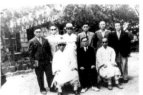 

1948년 애양원 회원들과 손양원   옥중편지

주요 내용

● 신화가 되어버린 한 사람의 죽음

손양원은 1902년에 태어나 1950년까지 짧은 생을 살았다. 자신과 함께한 나환자들을 두고 피난할 수 없다며 애양원을 지키다 전쟁의 소용돌이에 휩쓸린 안타까운 죽음이었다. 세상 사람들이 아깝다고 입을 모은 마흔여덟의 나이였다. 하지만 오늘, 대부분의 사람들은 손양원의 삶과 죽음에 대해 알지 못한다. 그를 기억하는 이들조차 온전히 이해하기 어려운 그의 행적에 대해 '예수의 심장을 가진 성자'라고 칭송하며, 저 높은 곳에 올려둔 채 신화화하고 있지는 않은가? 하지만 정작 손양원이 있었던 자리는 세상에서 가장 낮고, 그늘지고, 불편한 곳이었다.

● 구원은 무엇으로 오는가?

순교자. 나환자의 아버지. 원수를 사랑한 사람. 손양원을 설명하는 이 단어들은 숭고하되 무게가 너무 무거워서 그와의 거리를 멀어지게 만든다. 일제강점기에 신사참배를 하지 않았다고 해서 그를 민족주의자라 하는 것도, 한국 전쟁 당시 인민군에게 죽임을 당했다고 해서 그를 반공주의자로 보는 것도 지나치게 단순한 해석이다. 손양원이 살았던 삶의 폭과 깊이는 그것을 뛰어넘는 것이었다. 이데올로기의 안경을 벗고 인간 손양원의 행적과 내면을 응시할 때 비로소 그가 보여준 사랑의 의미들이 제 빛을 찾을 수 있지 않을까? 좌우가 아니라 단지 신의 편에 있었던 사람. 손양원이 꿈꾸었던 한 시대의 구원은 이념이 아니라 낮은 곳으로 임하는 삶, '사랑' 그 자체였다.

● 나환자들에 대한 사랑: '너는 십자가를 지기를 꺼리지 말라'

"예수 믿는 사람은 '나'는 죽는 거란 말이야. 완전히 날 버리는 겁니다. 그런 것이 신앙의 기본인데, 우리 손양원은 그대로 산 사람 아니오?" — 방지일 원로목사 (103세, 손양원의 평양신학교 1년 선배)

"자식도 하지 못하고, 형제도 하지 못하는 나환자 상처에 입을 대고 빨아낸다는 것은, 못 해요. 다른 사람은 못 해요. 내 부모라도 자식이라도 못 한다니까요." — 김판임 할머니 (87세)

"지금도 가만히 앉아서 기도하다가도 우리 목사님이 저희 나환자들한테 사랑 베푼 것을 생각하면, '목사님 언제 만나볼까요?' 그 말이 저절로 나와요." — 권○○ 할머니 (91세)

가난한 농부의 아들로 태어나 고학으로 일본 동경의 스가모중학교로 유학을 간 조선의 청년. 그가 지배자의 나라에서 본 것은 무엇이었을까? 조국으로 돌아온 그는 신학 공부를 이어가는 한편, 신사참배 반대운동과 함께 마치 순례자와 같은 목회를 시작했다. 1926년 부산 감만동 교회에서 나환자들을 대하며 그들을 위한 삶을 꿈꾸었던 손양원은 평양신학교 졸업 후 여수 애양원에 부임한다. 그곳 또한 나환자들이 있는 곳이었다. 세상 가장 낮은 자리에서 고통스럽게 살았던 사람들. 손양원의 사랑은 어둠에 젖지 않는 불빛처럼 그들 속으로 스며들었다. 일본의 감옥에 갇혔던 몇 년의 시간을 제외하고 순교할 때까지 애양원의 나환자들과 함께한 손양원의 삶. 그는 스스로의 믿음을 지키며 자신의 삶을 살았을 뿐이지만 그 모습은 그대로 용서와 사랑, 구원에 대한 살아있는 대답이었다.

● 한 순교자가 남긴 빛나는 유산 '사랑'

1948년 10월에 일어난 여순 사건에서 손양원은 두 아들을 잃었다. 억울하고 안타까운 죽음이었다. 하지만 그 아비규환의 살상과 보복 속에서 손양원은 자신의 아들들을 총으로 쏜 원수 청년을 위해 구명운동을 벌이고, 마침내 그 청년의 목숨을 구해 양자로 삼았다. 보통사람이 이해하기 힘든 손양원의 행동은 당시 신앙생활을 하는 이들

에게조차 충격을 안겨주었다. 그리고 2년 후, 한국전쟁이 일어나자 손양원은 애양원의 나환자들을 두고는 피난을 갈 수 없다며 교회에 남아있다가 끝내 목숨을 잃고 만다. 온 생애를 '사랑'으로 밀어간 사람. 그리하여 그의 영혼은 마침내 천국에 닿았을까? 그는 삶의 마지막까지 사랑으로 구원하는 영혼, 사랑으로 구원하는 시대를 꿈꾸었다.

손양원, 이제 그의 삶과 죽음이 남긴 '사랑'이라는 유산이 우리 속에 되살아나야 할 시간이다.

프로그램 제작 방향과 특이사항

● 손양원의 삶에서 건진 따뜻한 성탄 동화

불과 60여 년 전 세상을 떠난 인물이지만 손양원에 대한 영상자료는 몇 컷의 사진이 전부다. 이에 제작진은 손양원의 삶을 효과적으로 전달하기 위해 맏딸인 손동회 여사의 회고록과 생존자들의 증언 등을 참고해 손양원의 일화를 TV 동화와 같은 삽화로 재구성했다. 특히 손양원과 나환자들 사이에 있었던 감동적인 실화들은 사랑의 힘이 무엇인지를 보여주는 따뜻한 성탄 동화가 될 것이다.

● 손양원의 삶을 생생히 기억하는 마지막 증언자들

기획단계에서 제작진의 고민은 손양원의 삶을 생생하게 증언해 줄 생존자들을 찾는 것이었다. 특히 나환자들과 함께 생활한 손양원의 모습, 마지막 순교 상황에 대한 증언이 절실했지만 대부분의 증언자들은 고령으로 이미 세상을 떠난 상황. 그러나 촬영이 시작되고, 프로그램 제작 소식이 알려지면서 놀랍게도 소중한 증언자들이 나타나기 시작했다. 여수 애양원에는 당시 손양원에게 직접 세례와 학습을 받은 나환자 노인 몇 분이 생존해 있었고, 당시의 학적부와 주소를 추적한 끝에 손양원의 둘째 아들의 친구이자 손양원의 마지막 순교 상황을 목격한 유일한 증언자 역시 찾을 수 있었다. 또한 미국 뉴욕에서는 손양원의 두 아들이 여순 사건으로 희생된 상황을 목격한 인물의 인터뷰를 담을 수 있었다. 증언자들이 모두 고령인 점을 감안하면 손양원에 대한 다큐멘터리 제작이 좀 더 앞서 이루어졌으면 좋았을 것이란 아쉬움이 남는다.

- 손양원과 나환자들의 생활 증언: 김판임(87), 권○○(91), 이동훈(83)
- 손양원의 순교 현장을 목격한 증언: 김성수(73)
- 여순 사건 당시 손양원의 두 아들인 동인, 동신의 순교 상황 증언: 나제민(83, 미국 뉴욕 거주)

● 상처 입은 소녀를 찾아서: 고통과 치유의 과정을 안내하는 프리젠터, 『연탄길』의 이철환 작가

'예수의 심장'을 가진 사람으로 칭송받았던 손양원. 하지만 아버지의 그런 삶으로 인해 딸의 가슴에는 깊은 상처가 남았다. 사춘기 시절에 두 오빠를 잃은 맏딸은 원수를 용서한 아버지를 이해할 수 없었고, 그런 아버지마저 순교하자 신을 원망하기에 이른다. 그 상처는 오래도록 치유되지 않았다. 이 프로그램은 손양원의 맏딸인 손동희 여사의 회고록을 줄기 삼아 이야기를 전개하며, 특히 상처 입은 소녀의 고통과 그 치유의 과정을 시청자들에게 안내하는 프리젠터 역할은 베스트셀러 『연탄길』의 저자로 우리 시대의 사랑에 대한 탐구와 사색을 보여준 이철환 작가가 맡았다.

● 일본에서 찾은 손양원의 발자취

일제강점기 부친 손종일의 만세운동으로 서울 중동중학교에서 퇴학당한 손양원은 막다른 길목에서 일본 유학을 선택한다. 그가 다닌 도쿄의 스가모중학교를 찾은 제작진. 비록 전쟁으로 인해 당시의 기록이 남아있진 않았지만, 손양원의 삶을 연구하는 일본인 학자를 통해 그가 다녔던 동양 선교회 자리를 찾아냈다. 그리고 손양원이 일본 유학 시절에 감명받은 나카다 주지의 영향에 대해 인터뷰했다.

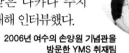

2006년 여수의 손양원 기념관을 방문한 YMS 취재팀

● 연출자의 말

우리는 손양원을 어떻게 기억해 왔을까요? 일본에 저항해 신사참배를 거부한 독립운동가, 나환자들의 친구, 혹은 억울하게 순교한 두 아들의 주검 앞에 감사 기도를 올린 이해할 수 없는 사람, 그것도 아니면 아들을 죽인 원수를 용서하고 양자로 삼은 성자…

그러나 그게 전부가 아니었으면 합니다. 지나간 시대의 성자나 위인으로서가 아니라 오늘을 살아가는 우리 속에, 살아있는 대답으로서, 손양원의 사랑을 다시 보셨으면 합니다.

● 프로그램 홈페이지는 아래 URL에서
http://office.kbs.co.kr/cyberpr/archives/91014

운명과 감개 전병두

사랑의 원자 폭탄이라는 손양원 목사는 한국의 기독교인이면 누구나 잘 알고, 제가 목사로서 동경하는 분이기도 합니다. 저 개인적으로는 그의 파란만장한 삶이 순교하신 저의 할아버지의 삶과 겹치는 부분이 많아, 저의 할아버지처럼 생각한 적도 있습니다.

그러던 중 일본에 와서 5년째인 2006년 여름, 우리 교회의 회원이자 YMS 학생인 도요시마 노조미 자매의 소개로 YMS의 이치카와 쓰요시 씨를 만났습니다. 그 목적은 손양원 목사의 조사를 위해 YMS에서 여수로 취재를 가는 데 협력자로서 동행해 달라는 것이었습니다. 손양원 목사는 개인적으로 동경하는 인물이었고 그의 사랑의 모습을 실천하고자 노력하던 참이어서 저는 그 제안이 정말 기뻐 견딜 수 없었습니다. 그 만남과 여수로의 여행, 그때의 감동은 아직도 잊을 수가 없습니다.

그리고 7년의 세월이 흘러 2013년, 한국의 KBS가 손양원 목사의 다큐멘터리를 제작하는 데 제가 관여하게 되었다는 사실이 놀랍습니다. 이는 인연이나 운명과 비슷하지만 기독교 용어로는 신의 섭리라고 합니다. 하나님의 인도는 정말 놀라우며 신기하다고 생각했습니다.

손양원 목사, 그의 사랑의 삶 그리고 순교, 나는 그의 죽음과 관련해 소중한 원리를 하나 배웠습니다. 그것은 죽음이라는 것은 저주가 아니라 축복임을, 즉 짧은 인생도 의미 있는 죽음을 맞이한 것이라면 그것은 축복임을 배웠습니다. 그의 인생은 48년의 짧은 인생이었고, 그마저도 고난의 연속이었습니다. 하지만 거의 상처 없이 사랑의 인생을 살아 낸 것입니다. 그래서 가능하면 더 오래 살아주었으면 했습니다만, 하나님의 판단은 48년이었습니다. 거기까지가 그의 최선이었습니다. 만약 손양원 목사가 그때 죽지 않았다면, 그 후의 인생이 어떻게 됐는지는 아무도 모릅니다. 어쩌면 죄에 의해 타락했는지도 모릅니다. 그러나 그는 48년을 통해 하나님의 모든 계획을 이루었습니다. 그래서 손양원 목사에게 죽음은 저주가 아니라 신의 축복의 선물이었습니다. 그리고 부활이 기다리고 있었습니다. 그는 지금도 살아 있습니다.

나는 그의 인생을 통해 오늘 하루를 호흡하면서 사는 것도 죽는 것도 얼마나 감사할 것인지, 또 인생에는 이해할 수 없는 운명, 인연이라는 신의 섭리가 있음을 깨달았습니다. 마지막은 헬렌 켈러 여사의 말로 마무리하고 싶습니다.

"우리가 최선을 다하는 것이 다른 사람에게는 믿을 수 없는 어떤 기적으로 이어지곤 한다."

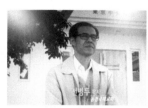
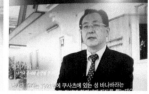

KBS 다큐멘터리 출연 장면

서양의학 × 한의학 원격강좌

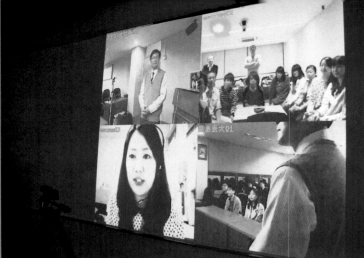

2000년부터 시작된 교토대학교와의 원격수업

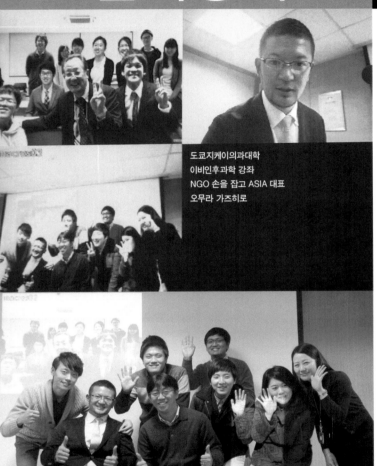

도쿄지케이의과대학
이비인후과학 강좌
NGO 손을 잡고 ASIA 대표
오무라 가즈히로

'한일 원격 수업'은 Lattice가 추진하고 있는 한일 공동 프로젝트에서 핵심이라 할 수 있는 기획의 일환이며, 2013년 이 수업에서 새로운 시도로서 '의료를 통해 아시아를 하나로'라는 테마 아래 한일 공동 프로젝트가 새롭게 첫발을 내디뎠다.

「서양의학과 동양의학을 비교하는 수업이 있다면 재미있지 않을까?」

2012년 11월, 한국에서의 강연을 되돌아보는 자리에서 나온 한마디. 아무런 의도 없이 던진 한마디로 인해 올해 이토록 가슴 뛰는 수업이 한국에서 이루어지리라고는 상상조차 못 했었다.

지금까지 Lattice에서 시도하고 있는 한일 학생 교류 수업은 원격 시스템(인터넷 회선을 이용한 회의 시스템)을 이용하여 실시되고 있다. 굳이 원격 의료 시스템에 대해 설명은 하지 않겠지만, 간단히 말해 앞으로 글로벌화와 함께 교육 분야는 물론 의료 시스템에 이르기까지 '원격 의료 시스템'이라는 말이 핵심 단어가 될 것이라고 나는 굳게 믿고 있다.

내가 원격의료 시스템에 흥미를 가지게 된 것은 5년 전으로 거슬러 올라간다.

미얀마를 비롯한 아시아 각국에서 국제협력을 실시하고 있을 당시 '의료 서비스가 충분치 않은 지역에 어떻게 하면 의료 서비스를 제공할 수 있을까?'라는 문제에 직면했기 때문이다.

원격 의료는 이러한 문제를 해결할 수 있는 한 가지 방법이었다. 특히 수술 등 기술적인 의료지원이 필요한 경우, 수술 전, 수술 중, 수술 후의 3단계에서 환자 또는 현지 의사와 연락을 취하지 않으면 안 되기 때문에 필수 불가결하다고 할 수 있다.

내가 소속된 도쿄지케이의과대학 이비인후과 강좌에서도 3년 전부터 임상연구 과제로서 이비인후과로서는 일본에서 최초로 원격 의료 시스템을 도입하여 실용화를 추진하고 있

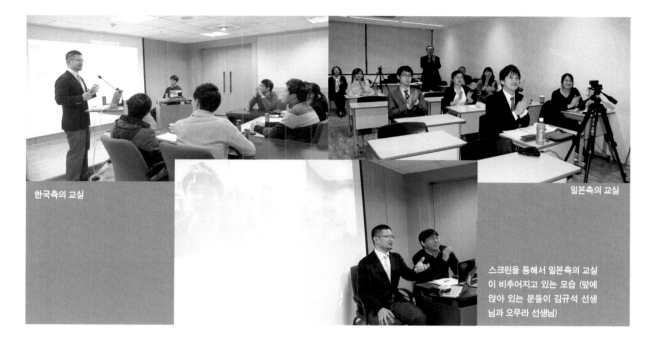

한국측의 교실

일본측의 교실

스크린을 통해서 일본측의 교실
이 비추어지고 있는 모습 (앞에
앉아 있는 분들이 김규석 선생
님과 오무라 선생님)

다. 원격 의료 시스템의 운용은 주식회사 마크로스 재팬의 가와모토 사장님과 상의하고 있으며, 기자재는 ㈜유 프로덕션의 KIZUNA VISION을 사용하고 있다.

다시 한국과의 수업이야기로 되돌아가 보자.

나는 2009년부터 부산 고신대학교 병원의 의과대학생을 중심으로 원격 시스템을 이용한 수업(원격 수업)을 실시하고 있다. 이와 함께 2012년에는 한방의학의 총본산이라고 일컬어지는 경희대학교에서 수업을 진행할 기회도 얻게 되었다. 서양의학과는 다른 시각으로 건강을 생각하는 한방의학대학에서 모처럼 수업을 하게 되었으니 가능하면 재미있는 수업을 하면 어떨까? 라는 이야기를 나누던 중 첫머리에 언급했던 기획이 떠올랐다.

내용을 요약하면 모의환자(실제 환자 정보를 종이에 정리한 것)를 한의학적 접근과 서양의학적 접근 방식으로 학생들에게 각각 진찰하도록 한 뒤, 서로의 진찰 방법 또는 착안점의 차이를 비교하도록 하여 상호 이해를 돕는 것이 이 수업의 목적이다.

이 수업을 한국과 일본에서 인터넷으로 연결하여 원격 수업으로 실시하였다.

한의학 분야는 경희대학교 국제한의학교육원 조기호 교수의 감수 아래 나와 동갑이면서 피부과·이비인후과·악성종양을 전문으로 하고 있는 김규석 교수에게 부탁하기로 했고, 통역은 의료통역사 자격이 있는 박정경 씨에게 부탁했다.

실제 수업 내용은 6개 세션으로 나눌 수 있다.

세션 1 사전 정보를 통한 감별 진단
       감별을 위한 진찰, 검사 계획 15분
세션 2 문진 15분
세션 3 신체소견 15분
세션 4 검사소견 10분
세션 5 치료 10분
세션 6 한의사, 양의사의 설명
       15분 × 2 = 30분

위 내용을 한의학 팀(한국), 서양의학 팀(일본)으로 나누어 실제로 의사가 환자를 진찰하는 형식으로 진행하고 토론을 실시했다.

정해진 시간은 있었지만 결국 각 세션마다 수업이 열기를 띠면서 예정 시간보다 2배 이상인 4시간 이상이 걸렸다. 상세한 내용은 다음 기회로 미루고 결과만 언급하자면 한의학과 서양의학의 접근 방식 차이를 예상한 것보다 훨씬 더 명확하게 이해할 수 있었고, 매우 흥미로운 경험을 할 수 있었다. 앞으로 이러한 수업이 계속 실시되어 그 결과를 정리, 발표할 기회가 있기를 바란다.

마지막으로 1년 전 나와 나이토 다카쓰구 감독과 박정경 씨 이렇게 3명이 모여 기획한 내용을 실현할 수 있도록 도와주신 YMS 이치카와 대표님과 경희대학교 국제한의학 교육원 조 교수님께 진심으로 감사의 말씀을 드리고 싶다. 벌써 내년 수업도 기다려진다.

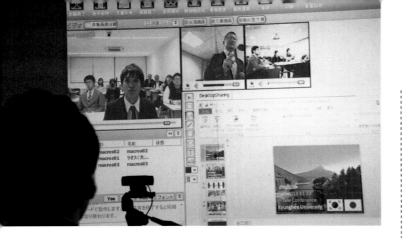

에 의학 영어를 잘하지 못한다 하더라도 국가시험을 통과할 수 있는 데다, 처음부터 해외 취업을 목적으로 하지 않는 한의과대학생이 스스로 이 부분을 공부할 수밖에 없습니다. 통역이 안 계셨다면 자포자기 상태가 되었을 겁니다. (웃음)

● 다음에 원격 수업을 해보고 싶은 분야(질환)가 있다면 말씀해 주십시오.

한의학이 전신 질환 분야에 강하다면 전신에 증상이 나타나는 교원병이나 내분비계 질환에 대한 수업이 흥미로울 것 같습니다. 또 암(종양)에 대한 치료 방법도 어쩌면 한의학적인 접근방법이 있을지 모르니 흥미가 있습니다.

● 인터넷 회의의 장점과 단점은 무엇인지 말씀해 주십시오.

상대방 측의 목소리를 잘 들으려면 마이크의 위치를 조절하면 되므로 그 문제는 쉽게 해결되었습니다. 화자가 마이크에 다가가서(또는 마이크를 가까이 가져와서) 말하면 깨끗이 들립니다(물론 그 말을 이해할 수 있느냐의 여부는 다른 차원의 문제이고요(웃음)). 시간 차이도 느낄 수 없었기 때문에 음향에서는 문제가 없었다고 봅니다.

다음으로 질의응답 때는 양측이 연달아 질문을 하게 되어 어떤 타이밍에 내가 이야기를 해야 할지 잘 몰라 힘들었습니다. 손을 들어 지명된 사람이 이야기하는 방법을 취했었는데 화면상으로는 알아보기 힘들었던 것 같습니다. 화면의 경우 정지화면은 깨끗한 화질을 유지했지만 동영상은 전혀 그렇지 못했던 것 같습니다. 인터넷 회선에 대해 좀 더 연구해 봐

원격 감별진단 참가자의 소감
쇼와대학 의학부 이토 레이야

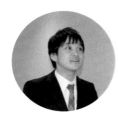

● 영어로 강의를 듣는 것이 부담스럽지는 않습니까?

솔직히 처음에는 많이 부담스러웠습니다. 영어 강의의 20% 정도밖에 이해할 수 없었다고 생각합니다. (웃음)

● 어떤 부분이 힘들었습니까? (내용을 이해할 수 없었다. 본인의 영어가 잘 전달될지 걱정이 되었다 등등)

영어는 저 자신의 실력도 부족했고 일상 회화도 거의 못하는 수준이어서 힘들었습니다. 의학용어를 알아듣고 자신의 의학 지식을 정확하게 설명할 수 있는 의과대학생은 제 주변에 거의 없었던 것 같습니다. 대학에서 영어 시험도 치르지만 국가시험에서는 1~2문제 정도밖에 출제되지 않기 때문

학생들의 진단

이번 수업에서 처음 시도되었던 한일 원격 감별진단. 서양의학을 배우는 학생과 한의학을 배우는 학생이 어떤 관점에서 진단하는지 그 일부 내용을 소개하고자 한다.

Case
환자는 26세 여성. 1 주일 전부터 콧물이 나오고 코가 막히기 시작했다. 동시에 왼쪽 머리 앞부분이 아프다. 1년에 3번 정도 이러한 증상이 있으며 항생제를 복용하면 증상이 개선되지만 조금씩 그 발생 빈도가 늘고 있고 코 막힘 증상도 더 심해지고 있다.

이와 같은 증상에 대해 일본 팀, 한국 팀은 각각 ① 사전 정보를 통한 감별진단 ② 문진 ③ 신체소견 ④ 검사 소견 ⑤

치료를 위한 진단을 실시했다. (지면 관계상 ①과 ⑤만 소개)

① 사전 정보를 통한 감별진단

〈일본 팀〉
만성 부비동염일 가능성이 높다.
기타 알레르기성 비염, 비중격 완곡증, 비후성 비염, 가능성은 낮지만 악성종양에 대해서도 배제하지 않고 검토한다.
〈한국 팀〉
일주일 전부터 콧물과 코막힘 증세가 있다면 한의학의 병명으로는 상한병일 가능성이 있다. 한의학에서는 병을 8 가지 카테고리로 나눈다. (한, 열, 허, 실, 음, 양, 표, 리)
같은 콧물이 흘러도 그 색이 황색이라면 열과 관련된 질환,

야 하지 않을까요? 가능하다면 좀 더 현장감을 살리기 위해 한국 측 참가자의 얼굴이 한 사람 한 사람 또렷하게 보였으면 좋았을 것 같습니다.

● 그밖에 감별진단 수업에 참가한 후 느낀 점을 말씀해 주십시오

감별진단을 서양의학과 한의학의 두 가지 시점에서 생각해 보는 기획이었기 때문에, 환자 정보와 관련된 질문 시간에 왜 그 정보를 묻는지 이유를 설명해 주었으면 합니다(예를 들어 가족력에 대해 묻는 것은 유전성 질환을 제외하기 위해서라든가). 또 상호 간 질문 내용이나 사고방식을 알 수 있도록 칠판이나 슬라이드를 추가해서 리스트를 볼 수 있도록 하면 참가자들의 이해도를 높이고, 듣지 못하고 지나쳤던 질문을 이해할 수 있을 것 같습니다(실제로 대학에서 실시하는 PBL의 경우는 사회자 외에 서기를 정하고 실시합니다).

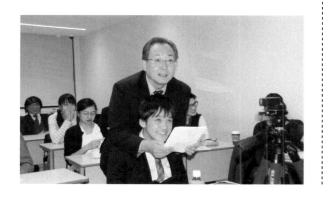

원격수업을 끝내고 - 통역으로 참가하여
경희대학교 국제한의학교육원 박정경

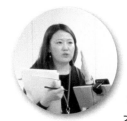

얼핏 대립하고 있는 것처럼 보이는 서양의학과 동양의학(한의학)이지만, 이번 원격 세미나에 참가한 학생들의 목적은 하나였습니다. 환자를 구하는 것.

각 영역에서 배운 전문지식을 활용하여 토론을 하는 한국 학생(한의대생)과 일본 학생(의대생)을 보고 있으니 저절로 미소가 지어졌습니다. 같은 과제에 대한 접근 방법도 다양했고, 각 질문의 포인트를 정리하면서 서양의학과 동양의학의 특징을 서로 잘 이해할 수 있는 세미나가 되었다고 생각합니다.

인터넷에 만들어진 학생들의 가상공간에는 국경도 국적도 없었습니다. 서로를 배우는 자세로 같이 웃고 질문 경쟁을 하며 원격강의의 모니터를 넘어선 일체감을 느꼈습니다. 평소에도 주로 국제 교류 업무를 담당하고 있지만, 이번 기획은 매우 참신하고 새로워서 통역으로서도 매우 뜻깊은 시간이었습니다. 내년에는 양측 참가자의 만족도를 더욱 높일 수 있는 세미나를 만들기 위해서 노력하겠습니다.

콧물 색이 투명하다면 한과 관련된 질환을 생각할 수 있다. 12개의 경락 중 전두부와 관련된 곳은 양명락(陽明絡)이라 불리는 맥으로, 이 맥과 관련된 질환이 생긴 것이라 여겨진다.

⑤ 치료

〈일본 팀〉
코 안에 폴립(비용)이 생겨 이것이 부비동을 막아 그 안에 염증이 생겼고 그것이 오랜 기간 남아있는 상태이다. 그 때문에 원인을 제거하는 치료를 우선적으로 실시해야 하며 마크로라이드 계 항생물질을 3개월간 소량 투여한다.
〈한국 팀〉

표면적인 부분과 내면적인 부분으로 나누어 판단한다. 폴립이 커져서 두통이 장기간 지속되고 있으므로 표실열증(表實熱證)으로 진단. 증상이 장기화되어 땀을 낸 후에 피로감이 있고, 소화가 잘 되지 않으며 심와부에 압통을 느끼고 무른 변이 나온다고 하니 위비장의 기가 허해졌다고 판단되므로 한약을 처방한다.

한의학에서는 혀의 상태를 중요시 여기는데 환자에게는 치흔과 백태가 있다. 표실열증을 치료하기 위해 12경락 중 손의 양명대장경, 손의 태음폐경에 침을 놓아 그곳의 열을 빼낸다. 코의 양측에도 혈이 있으므로 그곳에도 침을 놓는다.(몸 어딘가에 열이 고여 있다. 비장과 위장에는 열이 없다. 기를 보충하기 위해 약을 처방하고 열을 빼내기 위해 침을 놓는다.)

『KBS 동의보감』

일본어 번역본 출판

— 세계적인 보물을 일본에서 출판하다 —

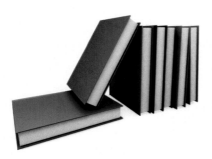

YMS 대표 이치카와 쯔요시

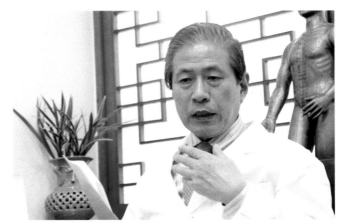

경희대학교 한방병원 류봉하 원장님

2011년 봄, 동의보감 관련 서적을 찾기 위해 나는 1주일 동안 서울 시내를 돌아다녔다. 경희대학교 한방원 유봉하 원장을 취재하기 위해 한의학의 성서인 『동의보감』이 어떻게 현대 의학에 응용되고 있는지 알고 싶었기 때문이다.

하루는 영풍문고, 또 하루는 BANDI&LUNI' S, 다음날은 교보문고와 종로의 서점가를 돌아다니다 동의보감 관련 서적이 헤아릴 수 없을 정도로 많아 어찌할 바를 모르고 있을 때, 사진과 자료가 많은 『KBS 동의보감』을 발견하고 그 자리에서 이 책만큼은 반드시 이해해야겠다고 마음먹게 되었다.

한의학에 대해서는 초보자였고 한국어도 유치원생 수준인 나에게 동기를 유발한 이 책과의 인연에 대해 소개하고자 한다.

나카무라 도루 의사가 인도해 준 심의心医 허준

나카무라 도루 선생은 아프가니스탄을 위해 30여 년간 공헌한 의사이다. 의료 지원으로 시작했지만 그 후에는 용수로 건설, 농업 지원, 농촌 마을 만들기 등으로 60만 아프가니스탄 국민을 위해 헌신하고 있다. 나는 의학 전문 예비학교인 YMS를 30여 년간 운영하며 항상 YMS의 학생들에게 '나카무라 도루 선생을 본받아야 한다'고 역설해 왔다.

2006년 여름, 나카무라 선생이 한센병(나병) 연수를 했던 한국 여수의 애양원 병원을 방문하여 1986년 당시의 나카무라 선생의 흔적을 찾아다녔던 일이 있었다. 여수의 횟집에서 한국인 목사에게 "목사님, 한국에서 나카무라 도루 같은 의사 선생님이 있다면 누구입니까?"라고 물어보았다. 목사님은 산낙지를 권하며 "마음을 고치는 의사 허준(심의 허준)"이라고 대답했다. 목사님이 먹어보라던 산낙지가 목에 걸려 너무 괴로웠기 때문인지 허준

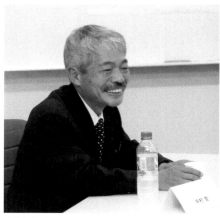
나카무라 도루 의사

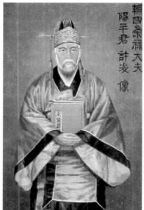
의성 허준

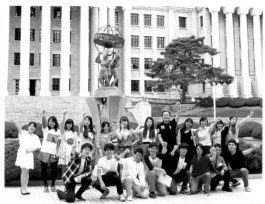
경희대학교에서의 연수

이라는 이름이 머릿속에 아로새겨졌다.

그 후 2007년, 나카무라 도루 의사의 현지주의(아프가니스탄 현지의 재료를 이용하는 것)와 허준의 현지주의(향약을 많이 이용하는 것)에 대해 잡지에서 특집 기사로 다루었다.

경희대학교 한방원장님으로부터 칭찬을 듣다

2011년 봄, 경희대학교 한방원 유봉하 원장님을 처음 뵈었다. 허준을 연구한 것이 2007년이었고, 동의보감이 세계기록유산으로 등재된 것이 2009년, 유봉하 원장님은 동의보감이 기록유산에 등재되기 전에 기사로 다룬 것에 대해 매우 감명 깊어 하셨던 것 같았다.

"세계기록유산으로 등재되었을 때라면 이해가 되지만, 일본인이 기록유산 등재 전에 취재했다니 신기하면서도 매우 훌륭한 기사였다."고 말씀해 주셨다.

나는 여수의 산낙지가 목에 걸려 괴로워하며, 허준의 이름을 잊지 않게 되어 동의보감을 만나게 되었다고까지는 설명할 수 없었다.

그 후 한일 학생 교류에 대한 제안을 경희대학교에서 수용해 주셨다. 서양의학을 배우는 일본 학생과 한의학을 배우는 한국 학생이 2박 3일 동안 영어로 진행하는 교류, 언어와 전문분야의 차이로 교류가 어렵지 않을까 하는 우려도 있었지만 '고민하기보다는 행동하는 것이 정답'이듯 지난 2년 동안 교류는 무난하게 진행되었다. 이 모두가 어쩌면 여수의 산낙지 덕분이었을지도 모른다.

KBS와의 기나긴 교섭

운명처럼 『KBS 동의보감』이라는 책과 만나 2011년 여름, 일본에서 번역·출판을 희망한다는 뜻을 KBS 측에 전달했지만, KBS에서는 일언지하에 거절했다.

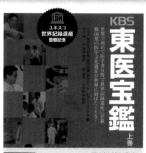

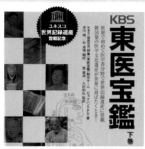

KBS 동의보감(상·하권)
표만석PD 편저
이치카와 쯔요시／박정경 번역
조기호／오무라 가즈히로 감수
산학사엔터프라이즈
각 1,890엔 (세금 포함)

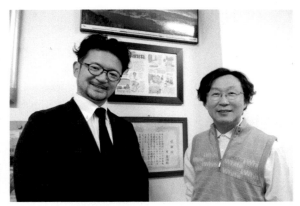

조기호 교수님과 오무라 가즈히로 선생님

"전 세계에서 영어판, 일본어판으로 번역하고 싶다는 제의가 있지만 모두 거절하고 있다. 하물며 어디 소속인지 알 수도 없는 사람은 논의의 여지조차 없다."라는 이유였다.

한국 정부와 KBS가 비밀협약을 맺어 한의학의 세계 진출을 시도하고 있는지도 모른다. 이 책 내용 중에는 미국이나 일본에는 알려져서는 안 될 비밀이 숨겨져 있는지도……. 이때 했던 나의 망상은 한국어가 유치원 수준이었음에도 불구하고 책의 내용을 알기 위해 스스로 번역을 해 보겠다는 행동으로 이어졌고, 거의 1년을 투자해 상권의 2장까지 독학으로 번역하게 되었다.

그 후 경희대학교 한의학 연수·한일 학생 교류를 마칠 즈음 KBS에서 만나주겠다는 낭보가 들려왔다.

열 번 찍어 안 넘어가는 나무는 없는가 보다.

10여 개월 후 KBS에서 태도가 바뀐 데에는 YMS의 서울 스텝인 박정경 씨의 공도 빼놓을 수 없을 것이다.

최강 한일 번역팀 결성

2011년 5월부터 혼자 시작한 번역은 2012년 YMS의 서울 스텝이 참여하면서 본격적인 궤도에 올랐다. 출판사인 산학사엔터프라이즈의 조언대로 감수는 경희대학교 국제한의학 교육원장인 조기호 교수와 도쿄지케이의과대학 이비인후과 오무라 가즈히로 교수에게 부탁드렸다.

한의학, 서양의학, 일본어, 한국어에 모두 능통하지 않고는 KBS 동의보감을 일본에 소개할 수 없었다. 한국과 일본에서 참여한 네 사람의 팀워크가 이 책의 우수성을

한층 높였다고 할 수 있다. KBS 동의보감 한국어판에는 크고 작은 실수가 100여 군데 넘게 있었는데 그 부분을 수정했다는 점에서도 일본어판은 매우 큰 의미를 지닌다고 할 수 있다. KBS 동의보감의 홍보문구는 '누구나 이해할 수 있는 한의학'이었는데 그 문구에 상응하는 완성도를 달성했다고 자부하고 있다.

한의학을 일본으로 소개할 때 이번 번역팀의 이름이 거론되고, 최강의 한일 번역팀이라 불릴 수 있도록 앞으로도 노력하고 싶다.

동의보감으로 한국과 일본이 사이좋게

영토 문제와 역사 문제로 한일, 한중일 간의 간극은 점점 더 깊어지고 있다. 한일, 한중일이 함께 공생하는 시대를 만들기 위한 키워드는 많지만 그중 하나가 동양의학이 아닐까 싶다. 특히 동의보감을 효시로 하는 한의학은 앞으로의 한일관계 개선에서 기여해 줄 것으로 기대하고 있다.

한국 드라마 「제3병원」에서는 오지호가 현대판 허준을 연기하고 있다. 또한 조승우가 연기한 「마의」나 「구암 허준」 등 한의사를 주인공으로 내세운 드라마가 인기를 얻고 있다. 「겨울연가」로부터 시작된 한류 붐은 이미 지나갔다는 의견도 있지만, 이러한 드라마를 통해 한의학 붐이 일본에서도 일어나지 않을까 싶다. 2013년에 개최되는 산청전통의학엑스포는 한의학의 세계 진출을 위한 계기가 될 것이라고 생각되며 한방 한의학과 건강 붐이 새로운 한류로서 일본에 정착하게 되리라고 예상해 본다.

자화자찬 같아 부끄럽지만 한국의 자랑인 『KBS』와 『동의보감』, 이 두 가지가 결합한 『KBS 동의보감』도 한 역할을 담당하게 될 것임을 확신하고 있다.

아베 총리와
청년 의료인 여러분께

한국 전통의 침 치료

아베 총리에게 이 책을 권하는 이유는 2가지이다.

「조섭수양 약석차지(調摂修養 薬石次之)」, 이 8글자는 한국의 인기 드라마 「허준」 37화 「편액암창(扁額暗唱) 1000번」에 나오는 한의학의 본질을 설명하는 문구로 '좋은 음식을 섭취하고 몸을 관리하는 것이 먼저이고 약 먹고 치료하는 것은 두 번째'라는 한의사를 위한 잠언이다.

나는 아베 총리와 거의 같은 시기(2000년 전후)에 같은 질환인 궤양성 대장염(UC)을 앓아 같은 병원에서 똑같은 치료를 받았다. 이 질환은 지금도 56개의 특정 난치병 중 하나로, 당시 '원인은 불분명하지만 치료약이 있는 난치병'이라고 의사가 정중하게 병명을 알려 주었던 것이 기억난다. 결론부터 말하자면 어떤 시점부터 처방해 준 약을 먹지 않고 음식을 개선하여 내 스스로 병을 완치시킬 수 있었다. 복용하지 않고 쌓아 둔 펜타사(약 이름)는 귤 상자의 반을 채울 정도로 쌓여 폐기 처분했다.

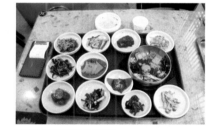

한방의 성지 전주의 약선 요리

아베 총리가 좋아하는 음식은 카레 돈가스, 불고기, 돼지 뼈 국물로 만든 라면, 아이스크림 등이며 이러한 음식을 많이 먹는다면 궤양성 대장염에 걸리기 쉽다. 한의학에서는 병의 예방이 기본이며 난치병에 걸리더라도 식사 개선, 한약재, 침과 뜸 등으로 대처하는데, 그 내용이 동의보감에 자세히 기술되어 있다.

두 번째는 에도시대의 교호개혁(에도시대 8대 요시무네에 의해 이루어진 개혁. 정치를 개혁하고 무예를 진흥시키며 검약령을 내려 사치를 금하고 신분이 낮아도 유능한 사람을 공무원으로 등용). 아베 총리는 아베노믹스의 근간으로 리플레이션(통화 재팽창)을 주장하고 있지만, 일본에서 최초로 리플레이션 정책을 취한 것은 도쿠가와 요시무네였다. 디플레이션에 빠진 정국을 교호개혁을 통해 실시한 화폐 개혁으로 극복할 수 있었다.

게이오대학 다시로 가즈오 교수의 연구에 따르면 요시무네는 조선의 제도와 사상을 참고로 교호개혁을 단행했다고 한다. 요시무네는 일본 최초의 한국 마니아로서 동의보감을 늘 곁에 두고 보았을 뿐만 아니라 조선인삼을 재배하기도 하고, 동의보감을 이해하기 위해 조선의 약재와 일본의 약제를 조사하게 하여 일본의 의료수준을 쇄신시켰다.

만일 아베 총리가 "요시무네는 조선의 의약뿐만 아니라 조선 자체에 강한 외경심을 품고 있었다. 300년이 지난 지금 나는 요시무네와 같은 정책을 수립하고 있다……." 라고 박근혜 대통령에게 말했다면, 한일 관계는 크게 달라졌을 것이다.

일본의 청년 의료인들에게는 과학으로서뿐만 아니라 의(醫)의 아트를 추구해 주었으면 한다. 최근 들어서야 대학병원에 한방 외래가 생기고 의과대학 커리큘럼에 동양의학이 포함되었지만, 한국이나 중국에 비하면 압도적으로 배우려는 학생들이 적다. 서양의학은 과학 중심이지만, 한의학(한국의 동양의학)은 의(醫)의 아트적인 면을 중시한다.

나와 오무라 가즈히로 의사는 일본에 거주하는 외국인을 위한 클리닉으로 4/52 클리닉을 준비 중이다. 이 클리닉의 임무 중 하나가 한의학을 일본에 소개하는 데 있다. 경희대학교 한의학부 국제교육원의 조기호 원장과 박정경 조교의 협력으로 『KBS 동의보감』을 일본에 출판할 수 있게 되었고 이것으로 한의학 소개의 첫발을 내딛게 되었다.

이 책을 읽고 한의학에 흥미를 느끼게 된 청년 의료인들에게는 이미 경희대학교 한의학부에서 개인적으로 한의학 연수를 받을 수 있는 길이 열려있다. 관심이 있는 사람은 경희대학교 한의학부 국제교육원에 문의해 주기 바란다.

이 책이 많은 사람에게 읽혀 한국과 일본이 함께 공존할 수 있는 시대가 오기를 바라마지않는다.

(『KBS 동의보감』 번역 출판 계기에서 발췌)

산청전통의약 엑스포에 참가하고 나서

YMS 강사   후쿠다 기미코

2013년 9월 6일~10월 20일까지 45일 간 한국의 경남 산청군에서 '2013 산청세계전통의약엑스포'가 개최되었다. 수년 전부터 한의학 분야에 주목하고 있던 YMS에서도 '오무라 가즈히로 의사와 함께 배우는 한의학의 세계와 2013 산청세계전통의약엑스포 투어'를 실시하여 한의학의 심오한 세계를 체험했다.

이런 엑스포가 있다니…

'전통의약엑스포'라는 이름을 처음 접했다. 그도 그럴 것이 이번이 첫 번째 개최였기 때문이다. 조선 시대의 명의 '허준'이 쓴 의학서 『동의보감』의 발간 400주년과 유네스코 세계기록유산 등재를 기념하여 전 세계의 전통의학을 소개하고 한의학의 우수성을 널리 알리기 위한 취지로 이번 엑스포가 개최된 것이라고 한다.

엑스포가 개최된 곳은 지리산 기슭의 산청군. 부산에서 자동차로 2시간 이상 소요되며 일본인에게는 거의 알려지지 않은 지역이지만, 예부터 한국에서는 '가장 좋은 기가 모이는 장소'로 알려져 있다. 이른바 명당인 셈이다. 이곳에 유서 깊은 온천과 치료원, 그리고 거석 등을 이용하여 테마관, 체험장, 오브제, 공원, 식당, 매점 등을 조성하였다. 예상했던 것보다 규모가 커서 하루에 다 돌아보지 못할 정도였다.

평소 서양의학에 의존하며 생활하는 우리는 때때로 조선인삼이 든 음료수를 마시거나 식물에서 유래한 성분을 넣은 벌레 퇴치제에 흥미를 느끼기도 한다. 나이를 먹을수록 선조들의 지혜와 자연의 자비로운 혜택에 감사함을 느끼게 되기도 한다. 이웃 나라 한국에서는 어떤 전통의학을 계승해 오고 있는지에 궁금증이 생겼다.

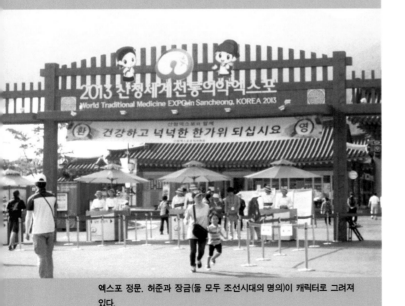

엑스포 정문. 허준과 장금(둘 모두 조선시대의 명의)이 캐릭터로 그려져 있다.

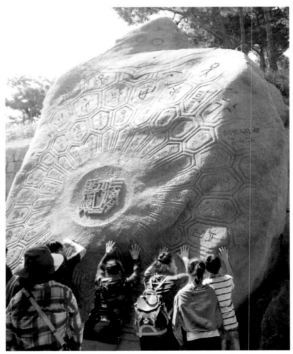

구감석(龜鑑石). 거북 모양을 한 거석. 이 세상의 좋은 일이 모두 적혀 있다. 자신의 '기'를 모아서 받는 장소이기도 하고, 가족의 안녕과 소원 성취를 기원하는 명소

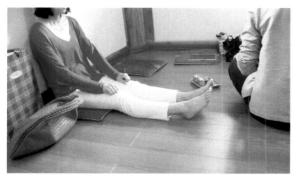
동행했던 A씨가 침 치료를 받는 모습

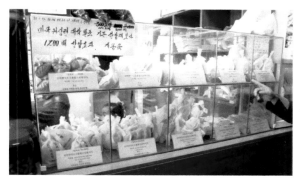
약초 목욕탕. 입구에서 각자 증상에 맞는 약초 가루를 선택한다

'침' 체험

태어나서 처음으로 '침'을 맞아봤다. 침을 놓아준 한의사가 잘생겼다는 것도 이유 중 하나였지만, 가슴 설레는 체험이었다. 내가 '어깨 결림과 두통, 왼쪽 손이 저릴 때가 있다'고 증상을 말하자 한의사는 오른쪽 발가락에 침을 놓아 주었다. 아프지는 않았지만 침이 몸 안의 무언가에 닿는 감각이 있었다. 왜 왼손이 저린데 오른발에 침을 놓는 것일까? 그 이유를 물어볼 시간은 없었지만 매우 신비롭고 심오한 이미지를 느꼈다. 지금까지는 손의 저림을 느낄 수 없었으니 침이 효과가 있었다는 것일까?

인상 깊었던 '약초 목욕'

드넓은 엑스포 개최장 안을 걸어 돌아다닌 후 찾아간 '약초 목욕탕'이 가장 인상에 남았다. 목욕탕(沐浴場)이란 일본에서 말하는 대중탕(お風呂屋)과 같다. 입구에서 각자의 증상에 맞는 약초가 담긴 봉투를 건네준다. 예를 들어 어깨 결림, 불면증, 비만 등. 나는 '스트레스 해소'에 효과적이라는 약초에 흥미를 느껴 선택해 보았다.

내부에는 남녀별로 1인용 욕조가 20개 늘어서 있다. 그 광경이 매우 흥미진진했지만 알몸이었기 때문에 사진으로 남길 수 없어 안타까웠다.

우선 30㎝ 정도 깊이로 따뜻한 물을 넣고 약초 가루를 녹인 후, 하반신만 30분 정도 담근다. 이때 손을 탕 안에 넣으면 안된다. 반신욕은 하반신의 열이 상반신으로 올라가도록 하는 게 목적인데 손을 데우면 열이 상반신으로 올라가지 않기 때문이라고 한다.

욕조에 몸을 담그고 있는 동안 약초 냄새를 질릴 때까지 맡지 않을 수 없다. 그 후에 전신욕을 60분간 실시한다. 총 90분간인데 도중에 참지 못하고 뛰쳐나오고 싶은 유혹을 참고 마지막까지 견디면 온몸이 상쾌해지고 발의 피로도 사라지고 피부도 매끈해진다. 이런 목욕탕이 근처에 있다면 꼭 가보고 싶다고 생각했다. 가격은 엔화로 1,500엔 정도로 저렴했다.

한국에 대해

실은 10년 전쯤, 어떤 배우를 좋아하게 되어 한국어를 배우기 시작했지만 처음부터 한국을 좋아한 건 아니었다. 그런데 한국말을 배우고 몇 번 한국을 방문하게 되면서 알면 알수록 재미있는 나라라고 생각하게 되었다. 그중 하나가 '몸에 좋은 것'에 대한 탐욕, 그리고 '좋으니까 해 보고 가라'는 식으로 어떻게든 남에게 도움을 주려는 마음이었다. 그런 것을 느낄 수 있었던 엑스포에서 건강에 좋은 다양한 체험을 할 수 있어 매우 즐거웠다. 이번 경험을 내 생활 속에서도 활용하고 싶다고 생각하기도 했다.

일본과 아주 가까운 곳에 이렇게 흥미로운 나라가 있다는 것을 다른 사람들도 많이 알게 되었으면 좋겠다. 특히 젊은이들의 교류가 더욱 활발해지길 기대해 본다.

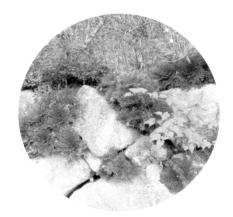
'부처손'이라는 명약(돌 틈에서 자라는 양치식물). 전날 방문한 지리산자연건강학교에서 배운 약초. 건강에도 좋고 항암효과가 있다는 귀중한 약초다

동양의학과
서양의학의
창조적인
융합을 위하여

도쿄지케이의학대학교 이비인후과강좌
NGO 손을 잡고 ASIA 대표
오무라 가즈히로

동양의학은 정말 효과가 있을까?

예전부터 막연하게 의문을 품어왔던 질문이다. 이전의 나는 서양의학을 배운 의사로서 일본에서 활동하는 동안 동양의학을 계통적으로 공부할 기회도 필요성도 느끼지 못하고 있었다.

미얀마에서 의료 활동을 한 2년 동안, 우연히 근무했던 병원에 미얀마 정부에서 인가한 전통의료 병동이 있었던 것이 계기가 되어 동양의학을 전문으로 하는 의사와 함께 진료를 하게 되었다. 이런 경험이 없었다면 "동양의학은 정말 효과가 있을까?"라는 질문에 명확하게 대답할 수 없었을 것이다. 또한 한국의 동양의학(한의학)의 성서라 불리며 유네스코 세계기록유산으로 등재된 『동의보감』 번역서의 편집과 한의사·양의사 합동 회의 등도 진행하지 못했을 것이다.

일본 국내에서 동양의학은 긴 역사에도 불구하고 서양의학을 전문으로 하는 의사와 동양의학을 전문으로 하는 침구사 또는 안마사가 서로 교류할 기회가 없다. 그 때문에 원래대로라면 예방의학으로서 매우 중요한 의미를 지니는 동양의학이 부분적으로만 일본 국민들에게 인식되고 있는 것은 아닌지 염려스러웠다.

한의학이 이미 온 국민들에게 친숙한 이웃 나라 한국에서는 동의보감을 테마로 한 공원이 예전부터 조성되어 있었고, 올해

에는 대폭으로 정비되어 세계적인 엑스포를 개최한다고 한다. 한의학을 어떻게 국민들에게 홍보하고 국민들은 어떤 반응을 보였는지가 내 흥미를 끌었다.

한방의 매력은?

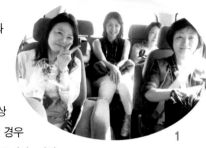

이번에는 YMS의 강사와 관계자를 포함하여 한국에 정통한 4명의 여성분들과 함께 한국을 찾았다. 평소 친구들과의 여행이나 상사와 함께 가는 학회 등의 경우 여행 계획을 주로 내가 세우지만, 이번 만큼은 나보다 몇십 년이나 선배면서 한국에 정통한 여성분들이 주로 리드해 주셔서 그분들의 페이스에 맞추기로 했다.

다시 본론으로 돌아가서, 실제 엑스포 개최지는 고속도로의 인터체인지 바로 옆, 주변이 산으로 둘러싸인 드넓은 장소였다. 오래 전부터 '동의보감'이라는 이름으로 시민에게 개방된 곳이었는데 이번 엑스포 개최를 계기로 전체적으로 규모가 확장되었다고 한다. (사진 2·3)

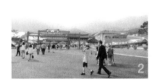
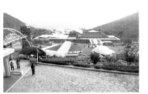
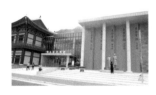
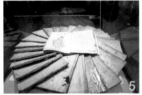

엑스포 내의 중심은 이곳. 지금까지 동의보감의 역사와 서적이 전시되고 있다(사진 4·5). 대부분이 한국어 표기였기 때문에 안타까웠지만 드문드문 영어 표기가 있어 내용을 이해할 수 있었다.

엑스포의 전시는 질병에 대한 처치 외에도 질병에 걸리지 않도록 하는 식생활에 대한 조언은 물론 어린이의 키를 크게 하는 체조 등도 알 수 있어, 일반적으로 널리 이용할 수 있는 건강 지침서와 같은 역할을 담당하고 있다는 것을 알 수 있었다.

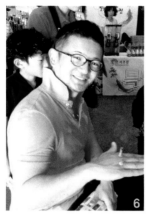
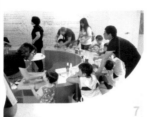

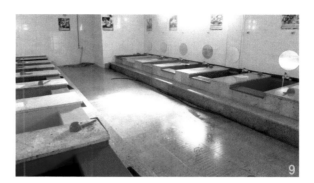

의학 서적을 일반인도 이해하기 쉽게 참가 형식으로 바꾼 아이디어를 이번 엑스포 전시 곳곳에서 발견할 수 있었다. 예를 들면 위 사진과 같이 한방작제 체험관에서는 한약 만들기 모의체험 중 하나로 마사지 체험 부스, 아이들이 재미있게 수제 비누를 만들어 볼 수 있는 부스, 좋은 경치를 감상하며 족욕을 할 수 있는 부스 등 다양한 체험을 즐길 수 있는 기획이 매우 충실했다.

한 아이의 아버지 입장으로서 아이부터 어른까지 즐길 수 있는 이런 기획이 매우 고마웠고, 어린 시절부터 이러한 체험을 즐겁게 즐기며 한방에 대해 접할 수 있다는 점에서 한방의 저변이 매우 넓다는 점을 높이 평가하고 한방의 매력을 새롭게 느끼는 계기가 되었다.

체험을 통해 한방의 효과를 느낀 3일간

당연히 엑스포 개최장 내에는 전문적인 한방치료를 받을 수 있는 곳도 있었다. 참가자 4명은 각각 자신이 관심 있는 질환에 대해 치료를 받았다. 한 번의 치료로 평가할 수 있는 것은 아니지만, 한 가지 크게 놀라웠던 점은 담당했던 한의사가 28살의 매우 젊은 의사였다는 점이다. 서양의학을 전문으로 하는 의사의 경

우 클리닉을 개업하기까지는 졸업 후 10년 이상이 걸리는 것이 보통인데 한의사의 경우는 졸업 후 3년 후면 개업할 수 있다고 하니 일본의 실정과 비교할 수 있었던 점은 수확이었다고 할 수 있다.

아침부터 저녁까지 영어로 쓰인 전시내용을 읽어가며 드넓은 전시장을 쉴 틈 없이 움직였기 때문에 피곤한 몸을 쉴 수 있는 장소를 찾아다닌 끝에 전시장 내에 예전부터 있었다는 목욕탕을 발견했다. 역시 동의보감 마을의 목욕탕답게 일반적인 목욕탕과는 전혀 달랐다.

이번 여행에서 가장 나에게 효과적이었다고 느낀 것은 한방 목

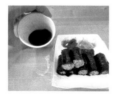

욕탕이었다(사진9·10). 이런 곳이 일본에 있다면 정말 인기가 좋을 것이라고 생각했다. 후쿠다 선생님도 말씀하셨지만, 각자의 취향대로 효능이 있는 약초 가루를 골라 사진과 같이 1인용 욕조에 따뜻한 물을 채우고 약초 가루를 넣는다. 발부터 천천히 들어가 1시간 정도 몸을 담그면 몸을 따뜻하게 데워서인지, 아니면 한방약이 효과가 있어서인지, 두 가지 모두가 효과적인 것인지는 잘 모르겠지만 욕조에서 나올 때쯤 온몸과 마음이 상쾌해진 것을 느낄 수 있었다.

정신을 차려보니 저녁 6시가 지난 시각. 배도 슬슬 고파져 저녁식사 전에 한방차와 약초 김밥을 먹고 하루 일정을 마감했다.

의료를 주제로 한 엑스포는 어쩐지 좀 딱딱한 이미지가 떠올라 조심스럽게 참가해 보았는데, 직접 가보니 참가자 모두 3일 동안 즐겁게 웃으며 체험을 통해 한방의 효과를 느낄 수 있었다.

이번 한국 여행에서 배운 점을 일본에서도 활용할 수 있다면 일본의 환자들과 의료계 종사자들에게 한방에 대해 더욱 친숙함을 느끼게 할 수 있는 기획을 제공할 수 있을 것이고, 동양의학과 서양의학의 창조적인 융합이 가능할 것이라고 믿고 있다.

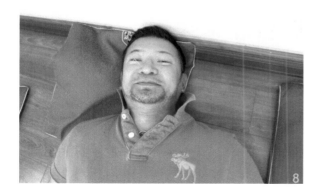

일본과 대만의 의과대학생을 잇다
일본-대만 의과대학생 교류회

데라야마 마모루

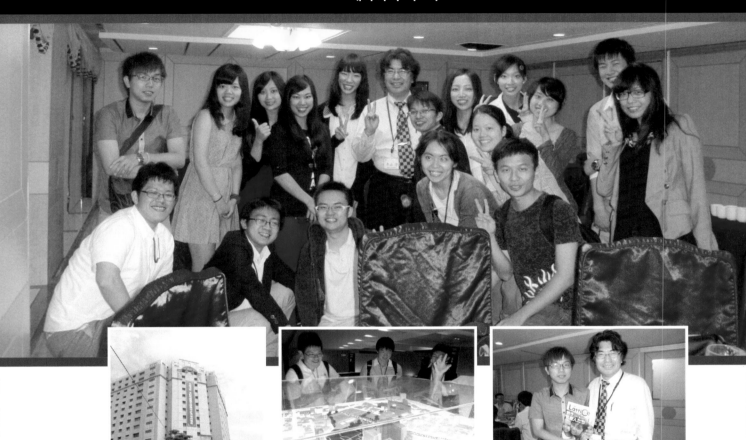

'제 2회 일본-대만 의과대학생 교류회'가 지난 2013년 5월 24일 대만 중부의 타이충시에 위치한 중국의약대학에서 개최되었다. 금번 교류회는 양국의 의과대학을 중심으로 학생들이 상호 교류를 돈독히 하고 굳건한 신뢰를 바탕으로 의료 부문에서 큰 발전을 거두는 것을 목표로 삼아 작년부터 실시되고 있다.

중국의약대학(China Medical University)은 1958년 설립된 종합의과대학으로서 6학부로 나뉜다. 대학부속병원까지 포함하면 5,000병상 이상이 되며, 대만에서 대부분의 병원을 집중시켜 운영 중인 13개 의료센터 중 한 곳이다.

나아가 의과대학과 함께 중의학부가 개설되어 있어 서양의학과 중국 전통의학의 복합적인 발전을 지향하는 것이 이 대학의 특징이기도 하다. 약학부는 약학과와 중약자원학과(중약中藥은 중국전통약을 의미하며 일본에서 독자적으로 발전한 한방약과 관련이 있으나 상이하다고 생각하는 편이 좋다)로 구분되어 있다.

그 외에 공공위생학부, 건강간호학부, 생명공학부가 있다. 이번 교류회는 중국의약대학 부학장 오총능 교수의 협력으로 실현되었다.

교류회 개요

오전 중에는 교내의 중의약박물관과 대학부속중약병원 및 소아과병원, 그리고 중의학의 생약을 재배하는 약초원을 견학했다. 점심 식사는 학생식당을 이용하였고 오후부터 제1 회의실에서 강연회 및 학생 토론회가 개최되었다. 대만 측에서는 의학부문 종합대학의 특징을 살려 의과대학생 외에 중의학부와 약학부 등 약학계열과 중약자원학부의 학생들이 멤버로 참여하였고 임진분 교수가 대표를 맡아주었다.

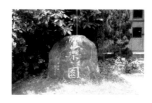

중의약박물관

중국의약대학 내에는 중의학과 관련된 박물관이 있는데 정식 명칭은 중의약전시관(Life Museum of Chinese Medicine)이다. 박물관의 전시내용은 서적과 기구, 약품류로 나뉘며 중의학의 역사를 알기 쉽게 설명하고 있다. 전시관의 담당자와 박물관의 전 관장인 사운충 박사가 친절하게 설명해 주었다.

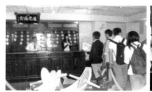
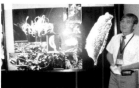

좌. 전시물. 약을 만들고 제조하는 도구가 앞에 있고, 뒤에는 예전의 약국을 재현시킨 투시화가 있다 우. 중의약전시관. 사운충 박사님의 해설

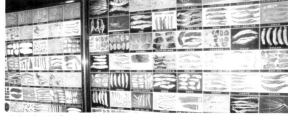

전시패널. 생약을 나타내고 있다

중약병원과 소아과병원

대만에서는 병원 기능이 집약되고 있어 중의약이나 소아과도 독립된 한 개의 병원 형태로 존재한다.

중국의약대학 부속병원은 서양의학과 중의학을 통합 진료하는 형태로 환자는 양약과 중의약을 선택할 수 있다. 또 두 가지 약을 모두 이용하는 환자도 많다고 한다. 중약병원에서는 첨세현, 뢰군군 두 중의약사의 안내로 다양한 생약을 보면서 중의약에 대한 설명을 들었다. 이곳에는 매우 귀한 생약도 다수 보관되어 있는데, 대부분은 중국 대

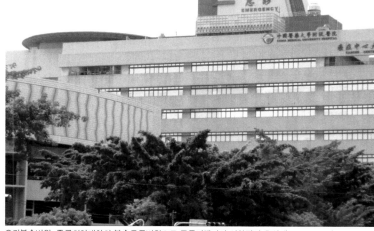

오권부속병원. 중국의약대학의 부속응급병원으로 구급비행기의 선착장이 옥상에 있다

류에서 가져온 것이지만 대만과 중국 대륙 간의 교류가 적어 이 생약들을 입수하는 데 어려움이 있다고 한다. 중약(중의약)은 여러가지 생약으로 구성된 약

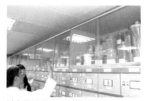

부속중약병원의 약품실

을 가리키며 보관되어 있는 생약을 배합하여 환자에게 적합한 약을 제공하게 된다.

일본의 소아과는 기껏해야 한 층 정도를 병동으로 이용하는 것이 보통이지만, 이곳의 소아과병원은 지하 1층, 지상 11층 규모의 건물 전체가 병원으로 이용되고 있었으며 대부분의 소아과 질환에 대응할 수 있도록 집약화되어 있었다. 구급병원도 그 규모가 매우 커서 지역의 구급환자들을 한 곳에서 치료할 수 있으며 옥상에는 구급헬기 전용 착륙장이 설치되어 있었다.

강연회 및 학생 토론회

먼저 일본 측 대표의 개최인사 후 이에 답하는 의미에서 대만 측으로부터 기념품이 전달되었다. 강연회(심포지엄)는 1, 2부로 나뉘어 진행되었으며 제1부는 동양의학, 제2부는 의료 취약 지역에 대한 의료 서비스를 주제로 양측에서 발표가 있었다. 이어서 진행된 학생 토론회에서는 양국의 의료 현황과 나아갈 방향에 대해 학생들의 의견 교환과 토론이 활발히 진행되었다.

● 심포지엄 제1부: 일본과 대만의 동양의학 현황에 대해
　1): 대만의 중의학 소개 (홍국봉)
　2): 일본의 한방의학 현황 소개 (데라야마 마모루)

1)에서는 중의학의 기본체계에 대해 소개하고 이어서 대만의 현황에 대한 발표가 있었다. 현재 대만에서 시행되는 중의학은 본래

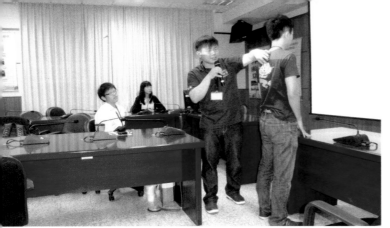

홍국봉 씨의 중의학 소개. 중의학의 진단법을 실제로 연출하며 설명해 주었다

중국 의학에서 발달하였으며 오늘날 다양한 연구가 진행되고 있다. 대만에서는 약 40%의 환자가 중의학 또는 중의학과 서양의학을 병행한 치료를 받고 있다. 특히 산부인과나 암 관련 분야에서 중의학을 이용한 치료가 많이 도입되고 있다. 예를 들어 암 치료에 중의학을 도입하면 서양의학에서 실시하는 화학요법의 효과와 면역력이 높아지면서 부작용은 낮출 수 있다고 한다.

이어서 일본 한방의학의 역사와 현황에 대한 보고가 있었다. 1200년 이상 전에 중국으로부터 전해진 중의학은 그 후 때때로 전해지는 의학지식을 수용하면서도 일본에서 독자적인 발전을 거듭하여 일본 고유의 전통의학이 되었다. 따라서 일본에서 발전한 동양의학은 특별히 한방의학이라는 명칭으로 부르고 있다. 한방의학에서 사용하는 한방약은 일본 고유의 사상으로 선별, 조합되어 제조된 것이다. 그 외에도 한방의학에는 침과 뜸, 안마, 식이요법이 포함된다.

● 심포지엄 제2부: 일본과 대만의 의료 취약 지역에 대한 시점
　　1): 대만의 의료 취약국가에 대한 원조 활동 (서익정)
　　2): 일본의 의료 취약지역의 현황 및 전망 (도바 나오야)
　　1)에서는 중국의약대학 학생들이 동남아시아의 의료 취약 지역에서 실시한 의료 자원봉사활동에 대해 설명하였다. 2012년과 2013년에 「국제의료복무대(国際医療服務隊)」가 의료 취약국인 미얀마와 필리핀의 산간지역에서 활동했던 내용으로 '자신을 이해한다는 것은 삶이 행복하다는 것과 마찬가지이다(了解自己是生活得如比幸福)', '어려운 이웃에게 도움의 손길을(希望儘力去幇助相対弱勢的人)', '생명의 가치를 존중하자(了解尊重生命的価値)'와 같은 슬로건을 통해 의료 취약 지역에서 봉사에 임하는

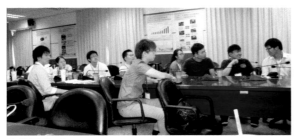

학생 토론회 모습

자세에 대해 알 수 있어 인상 깊었다.

2)에서는 일본의 의료 취약 지역의 고령화 문제를 다루며 점점 가속화되고 있는 초고령화 사회가 2025년에 도래한다는 것에 대해서도 언급했다. 대만도 유사한 상황이 진행 중인 것을 발표자들의 지적을 통해 알 수 있었다.

학생 토론회

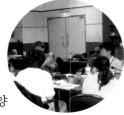

강연회 모습

이번 토론회의 주제는 '일본과 대만의 의료서비스에 대하여'로, 비교적 다각도에서 토론할 수 있는 자유로운 주제였기 때문에 실제로도 다양한 의견 교환이 이루어졌다.

토론회에 앞서 일본 측의 하루타 유스케 씨가 '일본의 산업의와 구급의'라는 제목의 기조강연을 통해 '산업의'에 대해 소개하면서 이 주제로 토론이 시작되었다. 대만에는 산업의 제도가 특별히 존재하지 않아 일본의 이와 같은 시스템에 대해 학생들이 많은 관심을 보였다.

응급시스템과 관련하여 일본에서 이른바 응급환자 진료 거부처럼 응급환자 수용을 꺼리는 병원이 늘고 있는 것에 대해 문제가 제기되었으나, 대만에서는 구급차 수송의 경우 가장 가까운 병원에서 반드시 환자를 치료하도록 되어 있고, 해당 병원에서 필요에 따라 적합한 치료가 가능한 병원으로 이송할 수 있도록 제도화되어 있었다. 만일 환자가 다른 병원에서 치료받기를 원하는 경우는 이송 비용을 환자가 부담해야 한다고 한다.

건강보험제도의 경우, 대만의 '전국민건강보험'에 대한 설명 후, 이번 교류회의 주요 테마이기도 한 '중의학'과 관련하여 유익한 토론이 이루어졌다. 대만에서는 서양의학과 중의학이 나란히 존재하고 있어, 중의학이나 중의학 치료에 필요한 중약에도 건강보험이 적용되고 있었다. 또 현재 대만에서는 약 6만 명의 의사와 약 5천 명의 중의사가 활동하고 있다. 일본에서도 현재 한방약을 보건진료에 사용하는 것이 인정되고 있으며 많은 의사가 한방약을 처방하고 있다는 사실도 보고되었다.

그 외에 일본의 분산형 의료 시스템과 비교되는 대만의 병원 집중 시스템과 의학 교육의 차이에 대한 토론이 이루어졌다. 그리고 일본과 대만에서는 화산, 지진, 쓰나미, 태풍 등 자연재해가 공통적으로 많이 발생하며, 산지가 많다는 지리적 조건도 비슷하여 산사태 등의 재해가 빈발하고 있다. 이와 같은 양국의 지리적 유사성이나 재해의 공통성으로 인해 발생하는 일상적인 의료 활동, 혹은 재해 대응 시스템과 대응 대책 등에 대해서도 의견 교환이 있었다. 특

히 이 분야에 대한 관심이 높아 좀 더 집중적인 토론이나 의견 교환을 다음 기회에 하기로 하여 기대가 매우 크다.

일본의 한방의학

일본에서 가장 오래된 의학서는 단바노 야스노리의 『의심방(医心方)』(982)이다. 이 책은 중국의 여러 의학 서적을 정리한 것으로 약 30권으로 되어 있다. 오랫동안 일본의 의학은 오로지 중국으로부터 들여온 동양의학이었다. 예를 들어 이시진의 『본초강목(本草綱目)』은 1596년에 간행되었는데 불과 11년 후인 1607년에는 일본에 전래되었다. 본초학은 동양의학에서 약품의 탐색과 이용법을 탐구하기 위해 발달한 분야로 그 이후 일본에서 독자적으로 발전했다. 일본은 오랜 기간 쇄국정책을 펴서 1854년에야 개국했다. 개국 후에는 유럽으로부터 의학, 즉 서양의학으로 크게 방향전환이 이루어져 오늘날에 이른다.

그러나 근래 들어 한방에 대한 관심이 높아지고 있다. 한 예로 서양의학에서는 병명을 알아내는 데 집중하는 데 비해 동양의학에서는 체질과 증상, 개개인에게 맞는 치료를 중시한다. 이렇게 환자 맞춤 의료 서비스가 가능하다는 점과 한방약의 점진적인 치료 효과가 좋은 평가를 받고 있어 동양의학이 서양의학과 함께했을 때 시너지 효과가 크다는 점이 최근 부각되어 동양의학에 대한 관심이 높아지고 있는 것 같다. 다만, 일본의 동양의학에 대한 관심은 높아졌지만 의료서비스로 정착시키는 데는 여러 가지 면에서 큰 제약을 받고 있는 것이 현실이다. 일반적으로 동양의학은 서양의학과는 그 방법론에서 완전히 다르고 상대적인 위치를 차지하고 있다.

의사를 대상으로 한 어떤 앙케이트에서는 351명의 응답자 중 84%의 의사가 진료 시 동양의학을 도입하고 있다고 답하고 있다. 또한 한방약을 처방한 의사 중 70%가 그 결과에 대해 매우 우호적으로 평가하고 있다.

응답내용 중에는 '약물요법의 선택폭이 확대되었다', '치료 효과가 좋아 환자가 기뻐했다', '새로운 치료체계를 체득할 수 있었다' 등의 평가가 이어졌다.

출산 후 산모의 몸에 부담을 주지 않고 회복시키는 방법에서부터 암 약물치료에 의한 부작용 방지와 경감을 위한 방법까지 한방약의 활용 범위는 매우 넓다.

양약 치료만으로는 한계가 있다. 고령자나 복수 질환을 앓는 환자가 증가하고 있는 현황과 최근 학회 등에서 한방약에 대한 과학적 근거를 제시하고 있는 것 등도 한방약 도입에 영향을 미치고 있는 것 같다.

한방 치료에 대한 시도로서 앞서 언급한 앙케이트에서

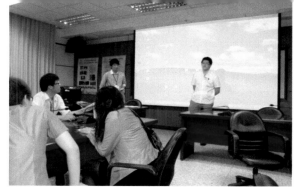

기초 강연을 맡은 하루타 유스케 씨

51%의 의사는 '앞으로 보다 적극적으로 시도하고 싶다', 혹은 '기회가 된다면 시도하고 싶다'고 생각하고 있는 것으로 나타났다. 동양의학의 전문의 수는 중국 40만 명, 한국 2만 명, 국토가 좁은 대만에 약 5천 명이다. 그러나 일본에서 일본동양의학회(The Japan Society for Oriental Medicine)가 인가한 전문의 자격을 갖춘 의사는 불과 2,150명에 지나지 않는다.

중국이나 한국, 대만과 다른 것은, 일본에는 순수한 의미의 한방의가 존재하지 않는다는 점이다. 의사법에 명시된 바가 없기 때문이다. 의사법이 제정된 1874년 이후 서양의학을 배워 의사 면허를 취득하지 않고는 의사가 될 수 없다. 약제사도 마찬가지다. 침이나 뜸의 경우는 전문학교가 존재하여 이곳을 졸업하면 전문직으로 인정받는다.

일본에는 현재 동양의학 전문의 및 약제사를 양성하는 대학이나 학부가 존재하지 않는다. 의과대학에 동양의학이나 한방에 관한 연구소가 몇몇 설치되어 있는 정도이다. 약과대학의 경우 2곳(요코하마 약과대학과 일본 약과대학, 2곳 모두 중국의약대학과 자매교)으로, 한방약학을 주로 배우는 학부 및 코스가 있을 뿐이다. 서양의학 중심의 일본에서는 의사, 약제사 모두 기본적으로 대학에서 한방에 대해 배울 기회가 거의 없고, 배우고자 하는 사람은 졸업 후 독학할 수밖에 없다. 물론 동양의학과를 개설한 병원이 몇 군데 있지만, 현재 의료기관에서 '동양의학'이라는 간판이나 광고를 옥외에 거는 일은 불법이다. '동양의학과'라는 표시는 병원 내에 한해 게시 가능하게 되어있다.

한방의학의 관점에서 타국보다 한발 앞선 부분도 있다. 최근 의과대학 또는 약과대학의 커리큘럼에 한방 강좌가 필수과목으로 지정된 것이 그것이다.

동양의학을 배우는 전문학부와 전문의가 일반 의사와 나란히 진료하는 대만의 의료 현황은 앞으로 일본에서 동양의학을 적극적으로 수용하여 종합적인 의료 서비스 체계를 발전시키는 데 있어 참고할 점이 많아, 상호 협력을 통해 일본의 한방의학과 대만의 중의학이 더욱더 발전할 수 있는 데 기여할 수 있을 것이다.

서 익 정 ●●●

(Ronnald Hsu: 중국의약대학 의학부)

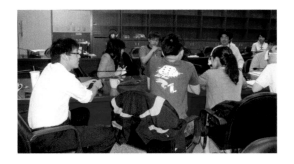

교류회 소감

대만의 초기 의학 교육은 일본으로부터 도입되었으며 그 후 여러 차례 조정과 개편을 거쳐 오늘날 대만의 독자적인 체계가 확립되었다. 그런 의미에서 오늘날의 일본의 의학 교육제도와 의료 현황에 대해 매우 흥미를 가지고 있었다. 이번 대만-일본 의과대학생 교류회는 일본의 의과대학생 및 의과대학 진학을 희망하는 수험생들과 교류하며 여러 가지 주제에 대해 토론할 수 있어 다양한 분야에 대해 배울 기회였다. 또한 대만의 의학 교육과 의료 현황에 대해 일본 학생들에게 소개할 수 있어 기뻤다.

대만도 일본과 마찬가지로 현재 고령화 문제가 심각하다. 게다가 도시와 지방 간의 의료 격차가 존재하지만 이를 해결하기 위해 투자해야 할 의료 자원이 부족한 현실에 직면하고 있다. 이번 일본 의과대학생의 강연에서 앞으로 더욱 어려운 상황에 직면하게 될 것이라는 사실도 알게 되었다.

대만과 일본의 교육제도와 의료제도

일본에는 병원이 매우 많다는 사실이 좀 놀라웠다. 대만에는 거점이 되는 대형 병원에서 집약적으로 의료 행위를 하게끔 시스템이 갖춰져 있다. 또 대만의 의과대학생은 졸업 후 일정 기간 산간벽지나 낙도 등 이른바 의료 취약 지역에서 일하지 않으면 안 되고, 순회진료차를 타고 이러한 지역에서 진료 경험을 쌓는 것이 의무화되어 있다.

토론회에서는 의과대학의 교육제도와 건강보험제도에 대해서도 많은 의견 교환이 이루어졌다. 대만의 경우 의과대학 입학 경로가 일본보다 다양하고 학비도 일본보다 저렴하다는 것을 알 수 있었다. 한편 의학 연구 분야에서는 일본의 유명한 대학의 연구 시스템이 부럽기도 했다.

대만의 의료제도 중에서 건강보험제도는 큰 특징 중 하나이다. 대만 국민은 이런 면에서는 세계 어느 나라의 국민보다도 훨씬 행복을 향유하고 있는 것이다. 건강보험제도 덕분에 복

강경 수술(Laparoscopic surgery)은 불과 2,000~3,000위안(엔화로 약 6,000~9,000엔)이면 받을 수 있다. 1회 외래진료비는 최저 50위안(엔화로 150엔)이다. 해외에서도 질병으로 진료를 받을 경우 이 보험제도가 적용된다. 이는 세계적으로 유일하게 대만만이 실시하고 있는 제도이다. 이처럼 대만의 건강보험제도에 대해 설명하자 일본의 대학생들도 매우 놀라는 눈치였다.

이번 대만-일본 의과대학생 교류회를 통해 서로의 좋은 면을 배울 수 있어 매우 유익한 시간이었다.

앞으로의 교류회에 대한 기대

이번 교류회에서 아쉬웠던 점은 양국의 재해 의료 시스템에 대해 많은 토론이 이루어지지 못한 점이었다. 대만과 일본 모두 태풍이나 지진 등 자연재해로 인한 피해가 빈번하게 일어나고 있는 만큼, 이 문제에 있어 의료 분야에서 어떻게 대응해야 하는지가 매우 중요한 과제라고 생각한다. 다음 교류회 때는 이 문제에 대해 좀 더 심도 있는 토론이 이루어지길 기대해 본다.

이번 기회를 통해 의과대학 입학을 희망하는 학생들도 만날 수 있었다. 그리고 그들이 생각하는 의학에 대한 바람과 자세, 노력하는 열정에 큰 감동을 받았다. 그들이 스스로 선택한 길로 매진하길 진심으로 기원한다. 의학은 사람과 사람 간의 학문이기도 하다. 의사가 되고자 했던 초심을 잃지 말고 사람들에게 도움이 되고자 하는 마음도 잊지 말기를 바란다. 이번 교류회에서는 의사소통에 있어 영어가 주로 사용되었다. 영어는 앞으로도 계속 구사해야 할 언어이며, 매일 새로워지는 의학 지식도 항상 영어로 전달되므로 매우 중요하다고 할 수 있다. 그러므로 계속 영어를 공부해서 잘할 수 있도록 하는 편이 좋겠다고 생각했다. 마지막으로 이번과 같은 유익한 교류회가 매년, 정기적으로 개최될 수 있었으면 좋겠다. 의학에 대한 이해를 서로 돈독히 할 수 있고 사람과 사람 간의 유대도 깊어질 수 있는 매우 좋은 기회라고 생각한다.

원문은 중국어: 번역 Mandoly Terayama

서 익 정

1990년 대만 핑퉁(屛東) 출생
타이페이 시립 건국고등학교 졸업 후 중국의약대학 의학부 진학
현재 5년 차 재적 중이며, 여름 이후 타이페이 영민총의원과 중국의약대학 부속의원 등에서 연수 중이다.

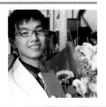

도바 나오야 ● ●

(Naoya Toba: 요코하마 시립대 의과대학)

머리말

대만과 일본은 유사한 부분이 매우 많다. 예를 들어 산이 많은 지형, 계절성 재해, 높은 경제수준, 국민건강보험 등 의료제도가 그러하다. 그러나 일본은 대만보다 비교적 큰 비용을 의료 서비스에 투입하고 있음에도 불구하고 대만에 뒤떨어지는 분야가 적지 않다. 국제화뿐만 아니라 제도의 운용이나 집약화 면에서 그런 경향이 있다. 일본-대만 의과대학생 교류회를 통해 이렇게 여러모로 참고가 되는 대만을 방문할 기회를 가지게 되어 타이충 시에 위치한 중국 의약대학을 찾게 되었다.

저출산 고령화 사회 현황

토론회에 앞서 일본의 고령화 사회 현황에 대한 소개가 있었다. 현재 일본이 직면하고 있는 고령화 사회의 실태 및 앞으로 제1차 베이비붐 세대가 75세 이상이 되어 고령화가 더욱 현저해지는 2025년 문제를 주요 내용으로 다뤘다.

현재 일본의 고령자 비율은 23% 정도인 데 비해 대만은 10% 전후이기 때문에 2배 이상의 차이가 있었다. 따라서 고령화 사회 문제는 현시점에서는 공감하기 힘든 과제일 수도 있다. 그럼에도 불구하고 대만의 출생률은 일본 이상으로 낮아, 일본이 고령화와 함께 고민하고 있는 저출산 문제와 관련하여 공감할 수 있는 부분이 있었기 때문에 이에 대한 질문이 많이 나왔다. 일본보다 심각한 저출산 문제는 가까운 장래에 고령화 문제에 영향을 미칠 수 있기 때문에 고령화에 대한 준비도 중요하다고 생각된다.

의료 집약화 현황

이번에 방문한 중국의약대학은 타이충 시 외에도 여러 지역에 분원이 있고 모두 합하면 5,000여 병상을 가진 대형 병원이다. 타이충 시내의 분원들만으로도 2,000여 병상에 이른다고 한다. 한 병원에 여러 전문병동을 거느린 형태가 많은 일본과 달리, 병동들이 시내 각지에 각각 건물을 가지고 있고 이들을 모두 통합한 형태가 병원이 된다는 이야기이다. 일본의 예로 비유하자면 병원군(病院群)이라고 생각하는 것이 이해하기 쉬웠다. 예를 들어 우리가 견학한 소아과 병동은 11층 건물 전체가 소아과 병동이었다. 그 외에도 구급병동, 암 병동 등이 있으며 도보로 이동 가능한 범위 안에 대학 건물이 15개 있고 그중 5동 정도가 병동으로 이용되고 있었다. 물론 이번에 견학한 병원은 대학병원이고 대만 내에서도 특별한 병원임에는 틀림없지만, 일본과는 대형 병원의 의미가 다르다고 느꼈으며 보다 더 집약적으로 배치되었다고 여겨졌다. 중국의약대학 부속 대학병원과 같이 대규모의 수준 높은 병원은 대만에서는 Medical Center로 분류되고 있으며, 이와 같은 시설이 이곳 외에도 13곳 더 있다고 한다.

일본의 의사 비율은 1,000명당 2.1명 정도로 OECD 각국 평균인 3.1명보다 낮다고 알려져 있지만 대만은 그보다 더 적어 대략 1.9명이다. 고령화 사회는 아니라고 하지만 이와 같이 적은 인원으로 고도의 의료 서비스가 실시되고 있는 데는 의료 집약화가 큰 요인이 아닐까 하는 생각이 들었다.

응급 의료 체계 현황

최근 들어 일본에서는 응급환자를 거부하는 병원들이 자주 문제가 되고 있다. 실제로 구급차의 출동 건수와 병원까지 이송하는 데 걸리는 시간도 늘어나고 있다. 이에 비해 대만의 구급차를 이용한 환자 이송은 가까운 병원에서 반드시 받아 주도록 되어 있으며, 처음 도착한 병원을 통해 치료와 타 병원으로의 이송이 가능하게 된다. 만약 환자가 특정 병원을 선호하는 경우에는 그 비용은 환자가 부담해야 한다. 일본에서 응급환자를 거부하는 병원이 증가하는 문제의 대책으로서 대만의 예는 시사하는 바가 크다고 할 수 있다. 그러나 동시에 병원을 관할하는 제도의 차이, 병원 집약화에 따른 자원 집중, 인구 구성상 구급 건수의 절대 수 등, 그 전제가 되는 요소에 있어 양국이 매우 다른 상황에서 운용되고 있다는 점도 고려해야 한다고 생각했다.

맺음말

이번 기회를 통해 대만의 대학병원을 견학하며 국민건강보험을 뒷받침하는 시스템과 충실하게 갖춰진 고가 의료기기 등 일본과 대만의 의료 환경은 비슷한 점이 많다고 느꼈다. 그리고 또 그만큼 차이도 눈에 띄었다. 예를 들어 앞서 언급한 OECD 각국에 비해 적은 의사 수로 의료 서비스를 제공하고 있는 상황은 비슷하지만, 대만은 보다 집약적인 병원 운용을 채택하고 있었다. 또 양국 모두 현저한 저출산 문제를 안고 있지만 일본은 그 이상으로 고령화 문제가 심각한 점 등도 다른 점이라 할 수 있다. 앞으로도 이러한 차이를 인식하고 대만의 의료 서비스에 대해 공부해 보고 싶다.

도바 나오야

1988년 동경 출생
사립 무사시고등학교를 졸업 후 요코하마 시립대학교 의학부에 진학
현재 5학년에 재학 중이며, 요코하마 시립대학 부속병원 등에서 실습을 하고 있다.

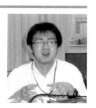

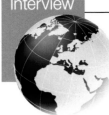

NPO 법인 우주선 지구호 사무국장
야마모토 도시하루 인터뷰

「국제협력」의
세계에서 활약하고 싶은 젊은이에게

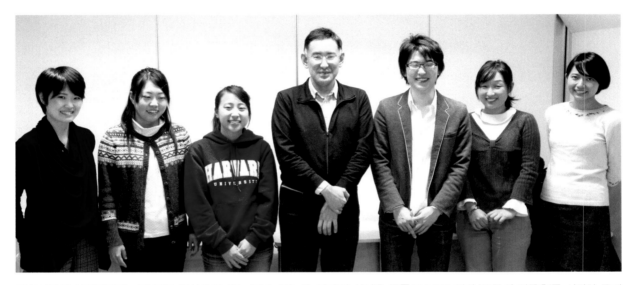

의사이면서 사진작가인 야마모토 도시하루 씨는 '지속 가능한 세계'의 실현을 목표로 NPO 법인 '우주선 지구호'를 설립한 국제
협력 전문가이다. 야마모토 씨가 어떻게 국제협력의 세계에 몸담게 되었으며, 국제협력사(国際協力師)가 되기 위한 자질은 무엇
인지에 대해 국제협력의 세계에서 활약을 꿈꾸는 의과대학생들이 인터뷰했다.

사진작가로 개발도상국에

도미자와 야마모토 씨는 1965년 센다이에서 태어나서
초등학교 6학년 때 남아프리카에서 흑백 인종 분리 정책
(아파르트헤이트)을 목격하셨다고 하는데 어린 시절부터
국제적인 의식이 강한 편이셨나요?

야마모토 초등학교 6학년 때 아파르트헤이트를 목
격한 건 사실이지만, 그건 제 의지라기보다는 아버지에
게 아들이 태어나면 세계 일주 여행을 하고 싶다는 꿈이
있었기 때문에 할 수 없이 따라간 여행이었습니다. 중학
교 2학년 때 부모님께서 카메라를 선물해 주셨는데, 대
학 때는 제가 아르바이트로 모은 돈으로 해외여행을 하
며 사진을 찍었습니다. 다른 사람과 차별화된 사진을 찍
으려면 선진국보다는 개발도상국이 더 낫지 않겠냐는 조

금 불순한 동기로 사진작가로서 개발도상국으로 향하게
되었습니다.

대학에 입학했을 당시에는 공부에 전혀 관심이 없었기
때문에 아르바이트로 모은 돈으로 영어회화를 듣거나 해
외여행을 하며 사진을 찍었습니다. 의과대학에 진학한 것
은 부모님의 권유 덕분이었는데 공부를 전혀 안 하다가
3학년 때부터 마음을 고쳐먹고 갑자기 미친 듯이 공부
하기 시작했어요. 늘 강의실 맨 앞자리에 앉았고, 성적이
우수해지자 수업료도 반으로 줄일 수 있었습니다.

도미자와 영어회화를 공부하신 이유는 무엇인가요?

야마모토 앞으로 무슨 일을 하게 되든 영어만 공부해
놓으면 손해는 아니라고 막연히 생각했던 것 같습니
다. 저는 센다이에서 안과를 경영하시는 의사의 아들이
었기 때문에 기본적으로는 있는 집 자제였는데 이것이 저

에게 콤플렉스가 되었어요. 초, 중학교 때 부잣집 아들이라고 친구들로부터 놀림을 당해서 그런 자신의 처지가 굉장히 싫었거든요. 그래서 대학교 1, 2학년 때 콤플렉스를 극복하기 위해 절대로 부모의 도움을 받지 않고 생활하려고 매달 20만 엔 정도씩 벌었습니다. 의과대학생이라는 신분을 이용하면 시급 5천 엔을 받는 가정교사가 더 쉬웠지만, 그런 특권을 이용하고 싶지 않은 마음에 신주쿠 가부키쵸에서 시급 700엔을 받으며 매일 저녁 7시부터 다음 날 새벽 4시 반까지 설거지를 하고 학교에 가서 잠을 자는 생활을 계속했었어요. (웃음)

3학년 때부터 죽을 각오로 공부에 힘쓴 것도 수업료를 감면받아 학비를 조금이라도 아끼려는 생각 때문이었고, 매월 20만 엔씩 버니까 생활비가 남아서 나 자신을 위해 무슨 투자를 할까 생각한 것 중 한 가지가 영어회화였던 것 같습니다. 하지만 당시에는 뚜렷한 이유라고 할 만한 건 없었어요.

'비판세력'에서 국제협력의 길로

도미자와 야마모토 씨가 국제협력의 길에 발을 들이게 된 계기는 무엇인가요?

야마모토 사진을 찍으려고 개발도상국을 여행할 때 청년 해외 협력대, UNICEF, 또는 JICA에서 온 분들과 이야기를 나눌 기회가 있었습니다. 그분들의 이야기를 들으며 '저건 위선이야', '이런 정도의 국제협력이라면 안 하느니만 못해'라고 상당히 비판적으로 생각했던 것 같습니다.

그런데 대학원 시절, 지금은 아내가 된 의사와 사귀던 도중 그녀가 어느 날 갑자기 '국경 없는 의사단(이하 MSF)'에 참가해 보고 싶다고 말하는 겁니다. 저는 당시에 비판적인 입장이어서 "그만둬, 해 봤자 아무 도움이 안 돼."라거나, "내가 잘 알아, 여러 번 개발도상국에 가 봐서 사정을 알아."라고 설득했지만 그녀는 제 말을 무시하고 MSF에 참가해서 당시 내전 중이었던 스리랑카로 떠났습니다. 그런데 그녀가 매일 영어로 메일을 보내며 푸념을 늘어놓는 거예요. "네가 말했던 대로야."라면서. 의료지원을 하기 전에 전쟁을 그만두지 않으면 안 되고 너무나도 해야 할 일들이 많다고 쓰여 있었습니다. 힘들어하는 그녀를 정신적으로 지켜주기 위해 매일 답장을 쓰게 되면서 '이런 국제협력이 더 낫지 않을까?'라고 여러모로 생각하게 되었는데 그것이 결국 혹 떼러 갔다가 혹 붙인 격이 되었죠. (웃음)

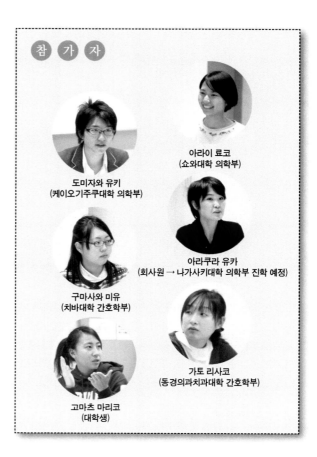

참 가 자

도미자와 유키
(케이오기주쿠대학 의학부)

아라이 료코
(쇼와대학 의학부)

아라쿠라 유카
(회사원 → 나가사키대학 의학부 진학 예정)

구마사와 미유
(치바대학 간호학부)

가토 리사코
(동경의과치과대학 간호학부)

고마츠 마리코
(대학생)

당시에 저는 아직 스스로 단체를 구성할 능력이 없었기 때문에 우선 JICA(일본 외무성에서 관할하는 국제협력기구), MSF 등에 등록했습니다. 그러자 이들 단체로부터 메일이 와서 자신이 할 수 있는 일과 할 수 없는 일을 YES와 NO로 구분하게 했고, 얼마 후 시에라리온의 소아과 의료지원에 대한 제안이 들어왔습니다. 시에라리온은 2002년 당시 평균수명이 34세로 세계에서 가장 짧고, 5세 미만 사망률이 35%로 세계에서 가장 낮았기에 그곳에 가야겠다고 마음먹었습니다.

MSF를 거쳐 '우주선 지구호'를 창설

도미자와 MSF에서는 이사직을 역임하셨는데 야마모토 씨의 생각과는 상이한 부분도 있었을 것 같은데요. 그러면서도 어떻게 이사직까지 맡으실 수 있었나요?

야마모토 이사는 선거로 결정이 됩니다. 20명 정도가 입후보해서 MSF 내의 평의원이라 불리는 사람들의

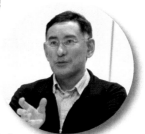
야마모토 도시하루

투표로 결정되는데 저는 2002년에 시에라리온에서 귀국할 당시 『세상에서 가장 생명이 짧은 나라』라는 책을 출판하여 상당히 많이 팔았습니다. 우스갯소리가 대부분인 책이어서 당시에 인기를 얻었는데 그 덕분에 이사로 당선될 수 있었던 것 같습니다.

아라쿠라 구체적으로 MSF의 어떤 점을 비판적으로 느끼셨고 어떠한 가설을 내세우셨나요?

야마모토 『세상에서 가장 생명이 짧은 나라』의 후기에 당시의 제 생각을 7가지 정도로 요약했었는데 지금 질문에는 중요한 2가지만 소개할까 합니다. 먼저 기본적으로 선진국의 사상을 무리하게 강요하려 한다는 생각이 상당히 강하게 들었습니다. 유럽의 국제협력은 특히 그런 경향이 강해서 어떻게든 서양의학을 보급시키는 게 첫 번째 목표이고, 현지의 문화를 일체 부정하고 의료뿐만 아니라 인권에 대한 생각까지도 강요합니다. 저는 현지 문화를 존중하면서 서로 절충하거나 또는 유럽의 방식을 제안하지만 어떤 선택을 할지는 현지인에게 일임하는 것이 더 낫지 않겠냐는 쪽이었습니다.

또 한 가지는, MSF는 기본적으로 우르르 몰려가서 의료지원이 끝나면 곧바로 해산하기 때문에 현지에 아무것도 남기지 않는 단체입니다. 이런 방식은 임시방편에 불과해서 의료진이 귀국해 버리면 현지에는 병원조차 없는 상태가 되어버리죠. 저라면 귀국한 후에도 제가 있었을 때와 같은 수준의 의료행위가 가능할 수 있도록 스텝들을 철저히 교육하고 테스트를 실시해서 어느 정도 이상의 점수가 나올 때까지는 귀국하지 않을 겁니다. 요컨대 현지 문화의 존중과 지속 가능한 시스템, 지속 가능성 (sustainability)을 유지하지 않는다면 국제협력의 의미가 없다는 겁니다. 직접적인 의료 행위 정도밖에 알지 못했던 당시의 저도 그 정도는 깨달을 수 있었습니다. 그래서 그 열정 때문에 제힘으로 MSF를 변화시켜 보겠다고 이사직에 도전했었는데 쉽지 않았고 2년 동안 노력했지만 불가능해서 결국 포기하고 제 단체를 만들었는데 그게 바로 '우주선 지구호'입니다.

MSF는 기본적으로 프랑스 중심의 단체인데 프랑스도 중국의 중화사상처럼 '자유, 평등, 박애 등등 이상주의를 세계 속에 널리 알리는 게 좋다'는 생각을 밑바탕에 갖고 있습니다. 그게 좋든 나쁘든 간에.

MSF는 연간 80개국 이상의 나라에서 인도지원을 실시하여 노벨 평화상도 수상했고 직접적인 의료지원으로 많은 귀중한 생명을 구한 훌륭한 단체임에는 틀림없습니다. 그런데 저처럼 교육을 실시하자거나 현지 문화도 존중하자고 말하면 자신들 단체의 성격이나 방향성이 모호해지므로, MSF의 본부의 이사라면 저 같은 사람을 배제하는 게 당연하다고 지금은 생각합니다.

'긴급원조'와 '개발원조'

아라쿠라 그렇지만 그 당시에는 아마도 야마모토 씨처럼 넓은 시야를 가진 단체가 흔치 않았지요? 국제적인 원조 단체 중에서 중장기적 의료 서비스 혹은 의료와 밀접한 교육에 관해 활동하는 단체가 없었기에 스스로 설립하고자 생각하신 건가요?

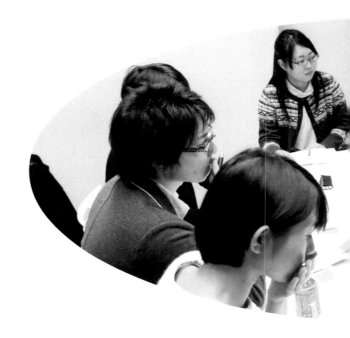

야마모토 국제협력 단체가 하는 일을 극단적으로 분류하자면 간단히 긴급원조와 개발원조로 나눌 수 있습니다. 긴급원조란 이른바 NGO(비정부조직)가 자원봉사 개념으로 전쟁 중이거나 자연재해가 발생한 지역에 24시간 내에 들어가 직접적인 의료 서비스를 실시하는 것인데 MSF나 적십자 관련 단체가 큰 규모의 단체입니다.

개발원조란 전쟁이 끝났거나 자연재해가 일어난 지 1개월 정도 지나 지자체나 정부가 복구를 시작한 단계에서, 예를 들어 유엔의 산하단체인 UNICEF 혹은 일본 정부의 JICA나 미국의 USAID 등이 들어가서 교육과 장래에도 남길 수 있는 지속 가능한 상황을 만드는 일을 합니다. 두 원조가 서로 전혀 다른 지원을 하므로 구분이 잘 되어있다고 볼 수도 있지만 그 중간상태가 없어요.

긴급단계와 개발단계의 중간 상태를 복구라고 하는데, 아프가니스탄에서 이 복구가 문제가 되어 오가타 사다코 씨 등이 '오가타 발안(Initiative)'을 제창하며 복구를 주도했지만 두 가지를 제대로 연결할 수단이 없었어요. 왜냐하면 NGO와 JICA, 그리고 유엔은 기본적으로 사이가 좋지 않기 때문이죠.

도미자와 그럼 야마모토 씨는 그 중간을 목표로 하고 계신 건가요?

야마모토 아니요, 그 당시 저는 주제도 파악하지 못하고 전부 혼자 힘으로 하려고 했습니다.

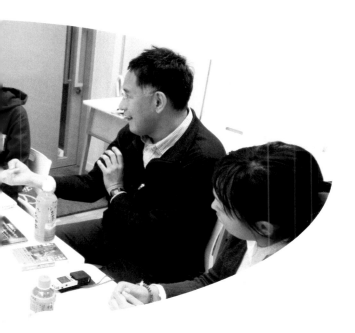

물론 전부 감당할 수 없어서 긴급원조, 복구, 개발을 모두 담당할 수 있는 사람을 종합적으로 양성하는 계발 활동을 시작했어요.

제가 '국제협력사'라고 이름 붙인 사람들인데 '전문적인 국제협력사로서 보수를 받으며 장기간 국제협력 분야에서 일할 수 있는 사람을 세 가지 분야에서 종합적으로 양성하자.

그렇게 되면 이 사람들이 앞으로는 내 의지를 계속 이어받아 활약해 줄 것'이라고 생각했습니다. 실제로 저희 단체에 근무하는 스텝도 유엔이나 JICA, NGO 등의 직원 등이 있고, 벌써 10여 년 이상 제가 생각한 대로 활동해 주고 있습니다.

 의사로서 '국제협력사'가 되려면

아라이 '국제협력사'로서 경험을 쌓는 과정에서 긴급원조, 개발원조 모두를 경험할 수 있나요?

야마모토 보통 국제협력 분야에서 일하고자 하는 사람은 간호사든 의사든 간에 개발원조나 보건, 공중위생학 등의 개념을 잘 모르는 분들이 대부분이라 직접적인 의료지원을 하고 싶어 합니다.

그런데 직접적인 의료지원은 긴급원조가 필요한 재해 직후나 분쟁 중인 곳에서는 필요하지만 개발단계라 할 수 있는 평시에는 거의 필요하지 않습니다. 그래서 직접적인 의료지원이 가능한 단체는 기본적으로 2곳(MSF, 혹은 일본 적십자의 국제협력 거점 병원 - 도쿄, 나고야, 오사카, 와카야마, 구마모토)뿐입니다. 자연재해가 발생했을 때 소집되어 가는 곳은 적십자 계열이고 분쟁이건 자연재해건 상관없이 갈 수 있는 것이 MSF입니다. 후에 제 아내도 MSF에 3번 정도 참가한 후 자신이 긴급원조를 하더라도 그 나라의 사정이 나아지지 않는다는 사실을 깨달았습니다. 또 MSF에 제 아내가 참가할 당시의 월급은 6만 엔, 지금은 13만 엔으로 올랐지만 그렇더라도 월세조차 낼 수 있는 금액이 아니었습니다. 국제협력 분야에서 장기간 활동한 사람 대부분이 결국 NGO에서 직접적인 의료지원을 한다손 치더라도 그 국가 전체의 상황이 좋아지지 않는다는 이유와 경제적으로 자신의 생활을 유지할 수 없다는 이유 때문에 JICA나 유엔의 UNICEF 혹은 WHO로 옮겨버리는 게 현실입니다.

제 아내도 미국의 존스 홉킨스 대학에서 MPH(공중위생 석사)를 취득했습니다. 공중위생학 분야의 최고 대학은 하버드와 존스 홉킨스인데, 하버드에서는 비교적 정책 위주로, 존스 홉킨스에서는 현장 위주로 가르칩니다. 제 아내는 존스 홉킨스 대학에 입학하여 MPH 취득 후 도쿄 신주쿠에 위치한 '국립국제의료협력국'에 들어갔습니다.

외무성의 의뢰로 국제협력 업무를 담당하는 곳이 JICA인데, 그 JICA에서 업무를 하청하는 곳이 이 국제의료센터 내의 '국제의료협력국'입니다. 국제의료센터와 JICA에서 월급을 받기 때문에 합치면 일반 임상의 정도의 월급이 됩니다. 이곳이 국제협력에 참여하게 되면 아마 최고의 직장이 될 것입니다.

한편 (정부 계열이 아닌 민간 NGO인)MSF에 반년 이상 참가하려면 직장을 그만둬야만 하기 때문에 귀국하면 실업자가 되어 버립니다. 그렇게 되지 않기 위한 방법 중 하나가 국제의료센터에 일단 자리 잡는 방법이므로 만약

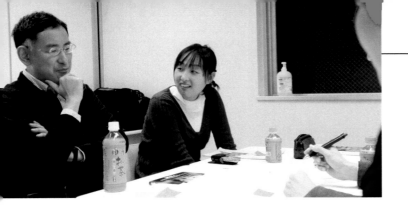

이곳에 취직하고 싶은 사람이 있다면 국제의료센터의 구인 사이트를 매일 체크하는 것이 좋을 것입니다. 공석이 생기면 어느 날 갑자기 공지가 뜨니까 주의해서 살펴보셔야 합니다.

아라이　그럼 국제협력에 종사하면서 생계를 꾸릴 수 있다는 의미에서…

야마모토　맞습니다! 다만 우선 처음에는 NGO에서 개발도상국의 직접적인 의료지원을 1번 정도는 경험해 볼 필요가 있습니다. 그 후에 만약 국제협력 활동을 계속하고자 한다면 JICA나 유엔을 목표로 MPH를 취득하는 것도 검토하는 등 단계를 밟아 가면 됩니다. 예전에는 일본 내에서 도쿄대와 나고야대에만 그 과정이 있었는데 지금은 나가사키에서도 가능하고, 데이쿄대에서도 2년 전부터 취득할 수 있게 됐습니다.

단, WHO에서 높은 위치까지 오르고 싶은 야망가라면 기본적으로 하버드나 존스 홉킨스 대학을 추천합니다. 그리고 일본 대학들보다 태국의 마히동 대학이 더 우수합니다. 일본인들은 동남아시아가 일본보다 뒤처져 있다고 오해하곤 하는데 이것은 잘못된 인식으로 공중위생학 분야에서는 일본의 도쿄대보다 태국의 마히동 대학이 훨씬 우수합니다.

일본에서는 불행하게도 에이즈 환자가 점점 늘어나고 있지만 태국은 에이즈 환자 증가 억제에 성공한 나라입니다. 이 프로젝트를 성공시킨 매우 우수한 MPH 인재가 많이 모인 곳이 태국이고, 이 분야에 있어서 태국의 국제적 평가가 일본보다 높습니다.

반면 일본 국립국제의료센터에서 주로 하는 일은 개발원조이므로 직접 의료 서비스를 하지는 않습니다. 기본적으로 개발도상국 수도로 가서 그 국가의 후생노동성에 해당하는 보건성(일반적으로 MOH)의 관료들과 매일 회의를 합니다. '이 나라가 안고 있는 문제는 이러하고, 그 해결을 위해서는 이러이러한 프로젝트를 시행하자' 등의 이야기가 오가는데 예를 들어 '이 지역은 환자 수에 비해 의사가 적으므로 의과대학과 병원을 설립하고 1, 2, 3차 의료 서비스를 어떻게 시스템화할 것인지' 등에 대해 구상하기도 하고, 그 나라에서 많이 발생하는 질병(개발

도상국이라면 말라리아, 간염, 설사 등) 중 어떤 병에 초점을 맞춰야 할지, 의과대학에서 어떤 교육을 실시할 것인지, 의사가 된 사람들에게 반드시 사후 연수를 실시(예를 들어 말라리아의 최신 치료법 지도)할지 등에 대해 의견을 나눕니다. 그 국가의 보건행정에 대해 조언하는 것뿐만 아니라 실제로 관료들과 프로젝트를 진행하기도 하는데 그것도 현지를 시찰하는 형식이므로 직접적인 의료지원은 없다고 할 수 있습니다. 현지의 의사나 간호사가 어떻게 하고 있는지 옆에서 보고 감독하는 정도에 불과합니다.

만약 국립국제의료센터에 공석이 없다면 35세까지는 유엔의 JPO(Junior Professional Officer) 시험을 치르고 UNICEF나 WHO에서 일하는 방법도 좋다고 생각합니다. 신도 나나코 의사가 WHO의 메디컬 오피서로 신형 인플루엔자가 유행했을 때 활약하여 유명해졌죠.

그리고 국제협력사가 되는 또 하나의 방법이 적십자입니다. 적십자의 국제협력 거점 병원에 들어가면 의사의 경우 연간 1,000만 엔 이상, 간호사는 500~800만 엔 정도 보수를 받습니다. 그런 조건에서 재해 등이 발생했을 때는 가장 먼저 파견됩니다. 1~2주 정도 활동하고 자신의 직장으로 돌아오는데 긴급원조 단계에서 직접적인 의료 서비스를 지원하는 국제협력에 참여하면서 생계를 유지하고 싶다면 적십자가 가장 추천할 만합니다.

마지막으로 한 가지 더 추가하자면 대학에서도 교수님의 의지 여하에 따라서 원조에 참가하는 경우가 간혹 있습니다. 제가 아는 MSF의 후배 의사가 교수님의 허락을 받고 MSF에 반년이나 1년 정도 참가했다가 귀국해서 다시 병원으로 복귀했습니다. 다만 이 경우 담당 교수가 바뀌었을 때 문제가 되므로 위험 부담은 있을 수 있습니다.

🌐 국제협력사의 자질은

도미자와　'국제협력사' 양성을 위해 '우주선 지구호'에서는 구체적으로 어떤 활동을 하고 계신가요?

야마모토　우선 강연회를 연간 50회 정도 실시하고 있

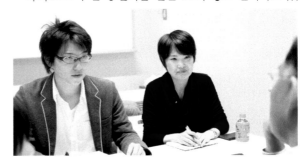

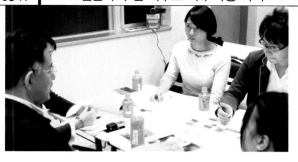

습니다. 일본 문부과학성과 협력하여 공립 초, 중학교에서 국제협력사라는 직업이 있다는 사실을 알리는 강연을 종합학습시간을 빌려 실시하고 있습니다.

현재는 의료 이외 분야의 일도 하고 있어서 그 분야에 대해서도 이야기하는데 주로 대상이 문과계열이어서 인간관계나 양성평등 문제, 환경 문제 등에 관한 이야기도 포함되어 있습니다.

도미자와 국제협력사에 적합한 사람은 어떤 자질을 갖추어야 할까요? 미리 키워두면 좋은 능력 등이 있을까요?

야마모토 일반적으로 커뮤니케이션 능력이 뛰어난 사람이 적합하다고들 말하지만 자기주장이 강하고 똑 부러지게 의견을 말하는 사람은 유엔 기관에 적합할 것 같고, 비교적 온순하고 과묵한 사람은 JICA나 국제의료센터 쪽이 맞을 것 같습니다. 기본적으로 성격이 안 좋은 사람이 유엔기관에 잘 맞는 것 같습니다(웃음).

그 외에 우선 영어를 잘할 필요도 있고, 더불어 유엔 공용어인 불어, 스페인어, 러시아어, 중국어, 아랍어 중 하나만 잘해도 유엔이나 JICA에 취직하기가 쉽습니다.

의료 쪽만 보자면 기본적으로 직접적인 도움이 되는 모자보건을 포함한 산부인과나 소아과 진료 능력과 선별 능력(Screening)이 필요합니다. 어떤 환자가 찾아오더라도 그 환자에게 맞는 진료과를 소개할 수 있는 응급 판단 능력과 수술실 혹은 ICU의 경험이 있는 사람도 좋습니다. 개발도상국 수도에서는 수술실이나 ICU를 설치하고 현지인들을 교육하는 업무도 많이 수행하기 때문입니다.

지금까지 언급한 것이 기존의 국제협력현장에서 필요한 인재상이었다면 앞으로는 좀 달라질 것입니다. 장래에는 고혈압, 당뇨병, 고지혈증, 암 등 이른바 선진국에서 많은 질병의 전문의가 필요해질 것입니다. WHO에서는 현재 개발도상국에서도 급속하게 이러한 질병이 증가하고 있다고 경종을 울리고 있으므로, 이들 질병에 대한 전문가가 필요해질 것입니다. 그러니까 어떤 진료과를 지원하든 간에 국제협력에서 쓸모없는 과는 전혀 없을 겁니다.

아라이 국제협력에 참여할 때는 어떤 마음가짐으로 임하면 좋을까요? 단순히 순수하게 도움을 주려는 기분으로 임하면 실망한다든가, 이러이러한 각오는 해야 한다든가…

야마모토 국제협력에 참여하고자 하는 사람은 마더 테레사나 나이팅게일처럼 어려운 이웃을 돕고자 하는 마음으로 가는 사람이 여성, 특히 간호사 중에 많이 있습니다. 그런데 실제로 가보면 상상과 전혀 다르다는 사실을 깨닫게 됩니다. 실제로는 자신이 별로 도움이 되지 못

하는 경우도 많고, 현지에서 만난 외국인이나 일본인끼리도 의견이 맞지 않아 언쟁이 일어나기도 합니다. 저의 경우는 아내로부터 많은 이야기를 듣고 참가한 터라 처음부터 각오를 단단히 하고 제가 정말로 하고자 하는 진정한 의미의 국제협력과 현지 문화 존중, 미래 세대를 위한 교육 등을 실시했지만 저 같은 사람은 매우 소수이고, 자신의 이상과 맞지 않는 현실에 실망하고 귀국하는 사람이 70% 정도라고들 합니다. 청년해외협력대든 NGO든 활동을 오래 하지 못하는 사람이 많기 때문에 섣불리 표면적인 사실만 보고 판단하지는 말아 주었으면 합니다.

아라이 야마모토 씨가 국제협력을 오래 계속할 수 있는 원동력은 무엇인가요?

야마모토 무슨 일을 하든 정말 재미있었습니다. 하면 할수록 자신의 부족함을 알게 되고, '그 문제를 해결하기 위해서는 이런 걸 공부해야겠구나!' 하며 점점 공부해야 할 분야도 넓어졌습니다. 처음에는 직접적인 의료지원밖에 몰랐는데 보건과 공중위생학을 공부하고, 환경 문제도 다뤄야 하고, 전쟁도 멈추게 해야 하고, 양성평등이나 국제인도법 등에도 흥미가 생겨 공부에 빠져들게 되면서 정치, 경제, 교육, 의료, 환경의 5대 분야에 대해 어설프지만 반전문가가 되었어요. 지금도 매일 우익인 산케이 신문부터 좌익인 아사히 신문까지 5대 신문을 읽고 스스로 중립적인 입장을 취하려고 조절하면서 5대 분야에 대해 모두 파악하려고 노력하고 있습니다. 예전에는 신문을 전혀 읽지 않았는데 국제협력 일을 시작하면서부터 철저하게 공부하게 되었다는, 정말 믿을 수 없는 일이 일어난 것입니다. 이렇게 하루하루 저 자신이 변화해 가는 모습이 어떤 의미에서 흥미로웠던 것 같습니다.

아라이 앞으로의 전망에 대해서는 어떻게 생각하시나요?

야마모토 외무성에서 '국제협력사'의 국가 자격 인정을 검토하고 있는데, 앞으로 국가 자격으로 인정받으면 조금은 전문성을 인정받는 셈이 되니까 꼭 실현될 수 있기를 바랍니다.

전원 오늘 바쁘신데도 인터뷰에 응해 주셔서 정말 감사합니다.

'국제협력'의 세계에서 활약하고 싶은 젊은이에게

해외에서 활동 중인 의사들

Lattice 편집인 나나사와 히데후미

일본이 TPP(환태평양 경제 동반자 협정) 참가를 표명한 이래, 의료 서비스의 위상에도 큰 변화가 닥칠 것이라고 한다. 그런 와중에도 해외에서 활약하는 일본인 의사들이 있다. 본 기사에서는 그들에게 초점을 맞춰 보고자 한다.

우선 가장 수적으로 일본인 의사가 많은 곳은 미국으로서 주로 대학이나 연구기관 등에 유학 중인 의사들이다. NIH(National Institute of Health: 미국 국립위생연구소)에 유학 중인 의사나 연구자 중 일본인은 340여 명에 이른다. 워싱턴의 일본 대사관에 근무하는 직원이 200명 내외인 것과 비교하면 이 숫자는 매우 많다고 할 수 있다. 그 외에 해외의 병원이나 클리닉에서 일하는 의사도 있다. 그리고 국제기관(WHO 등), 국제협력기구(JICA) 등 공적 기관에서 활동하는 의사도 있다. 그 수는 정확하지 않지만 외무성의 의무관은 몇 명 정도로 유럽이나 미국 출신 의사 수와 비교하면 상당히 적은 것이 사실이다. 마지막으로 민간 즉 NGO가 있지만 상주하며 의료 활동에 종사하는 일본인 의사는 거의 몇 명 정도밖에 안 된다고 할 수 있다.

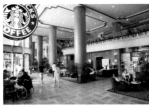

7년 전에 방문했을 때와 변함이 없지만, 그마저도 병원이라고 생각하기 힘든 세련된 공간

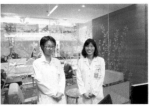

닥터 시바노(좌)와 닥터 유부자키 두 사람 모두 남편의 일 때문에 태국에 주재. 태국의 의사 면허는 없지만 일본인 환자를 응대하는 의료 코디네이터로 활약 중

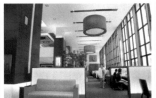

밤룬라도 인터내셔널의 외국인 전용 층. 일본의 여느 고급 호텔보다도 멋지다

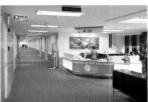

병동의 분위기 역시 고급 호텔 수준

태국에서 활동하는 일본인 의사

한편, 이번에는 2006년에 한 번 취재한 적이 있었던 방콕과 싱가포르의 병원을 7년 만에 다시 찾았다. 태국은 기본적으로 외국인 의사가 태국의 국가시험에 합격하지 않는 한 진료 행위를 할 수 없다. 때문에 필연적으로 일본인 의사가 태국에서 근무할 기회는 적은 편이다. 그러나 방콕의 범룽랏 국제 병원에는 지난번 취재 때는 없었던 일본인 의사가 3명이나 근무하고 있었다. 모두 여성으로, 그중 1명은 태국의 의사 면허를 취득한 상태였다. 의사 면허를 취득하지 못한 2명의 의사는 의료 행위는 일체 금지되어 있으므로 주로 의료 어드바이저로서 일본인 환자를 수행하며 여러가지 상담에 응하거나 의료 코디네이터로서의 업무를 담당하고 있었다. 하루에 100명이 넘는 일본인 환자가 방문하는데 이들에게는 매우 의지할 수 있는 존재라고 할 수 있다.

방콕 병원에 근무 중인 일본인 의사 나카치 쇼고 씨(남자)는 2007년에 일본인 최초로 태국의 의사 면허를 취득했다. 나카치 의사는 1956년 오키나와에서 출생했으며 1982년 야마구치대학 의과대학을 졸업하고 소화기 내과 의사로서 야마구치 현 우베 시에 위치한 병원에서 근무했다. 40세 이후 '새로운 도전'을 하고자 심기일전하여 나카무라 도오루 의사가 리더인 'Peshawar 회'의 활동에 참가, 아프가니스탄 난민의 진료와 치료를 돕는다. 3년 정도 활동한 후 태국의 마히동 대학에서 열대의학을 배우는 과정에서 태국의 의사 면허 취득에 도전했다. 모든 문제가 태국어로 출제되는 어려운 시험에 멋지게 합격하여 지금은 태국에서 진료가 가능하게 되었다. 태국의 의료 시스템은 일본과 큰 틀에서는 다르지만 의료 행위 자체는 다르지 않고 그 수준도 절대 뒤지지 않아 위화감을 느낀 적은 없다고 그는 말한다. 나카치 의사는 앞으로도 가능한 한 계속 태국에서 의료 서비스와 관련된 일을 하고 싶다는 포부를 밝혔다.

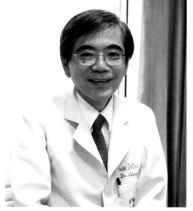
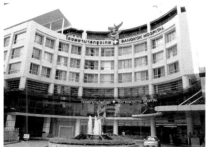
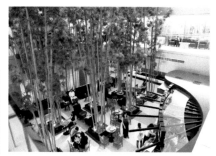

닥터 나카치. 태국에서 처음으로 의사 면허를 취득한
일본인. 페샤와루회에서 활동한 경험도 있다

방콕 병원. 국제적인 의료 서비스로 방콕에서도 1~2위를
다툰다

여유가 느껴지는 편안함과 힐링을 강조한 공간 사용

싱가포르에서 근무하는 일본인 의사

지난번 취재와 마찬가지로 2006년 방문했던 래플스 병원은 당시 2명이었던 일본인 의사가 12명(그 외 치과의사 4명)으로 늘어있었다. 새롭게 부유층 대열에 합류한 금융계 청년 실업가의 증가와 더불어 일본계 기업의 주재원 수도 늘어났기 때문에 의료 서비스의 확충도 필요해졌다는 이야기일 것이다. 싱가포르는 태국과 달리 일본인 의사의 진료 행위를 일정한 조건 하에 허용하고 있다. 국가별로 의사 수가 정해져 있어 2013년 단계에서 일본인 의사 수는 17명이었다. 그중 12명이 래플스 병원에 근무하며 병원 내의 일본인 클리닉에서 일본인 환자를 진료, 치료하고 있다

금후 의사의 국외유출과 외국인 의사의 유입

일본 국내의 의사 부족과 편재 현상은 여전히 해결될 기미도, 효과적인 타개책도 없는 상태로 오히려 악화일로다. 한편 우수한 청년 의사, 특히 외과의의 경우, 잡무에 시달려 스스로 공부하거나 기술을 향상할 시간적 여유가 없어 좀 더 나은 환경을 찾아 해외 유학을 희망하곤 한다.

또 대학병원에서 근무하면서 교수가 되고자 해도 수술을 잘한다고 해서 출세가 보장되는 것이 아니므로 동기 유발이 지속되지 않는다. 왜냐하면, 일본의 대학교수는 교수회에서 선출되는데 그 기준이 논문의 인용 횟수와 그 논문이 게재된 학술지의 수준이다. 그 때문에 외과의도 수술 건수나 성공률이 아닌 논문 인용 횟수로 교수로 선정되는 것이다.

일반적으로 외과의는 의과대학 졸업 후 2년간의 임상 연수를 거쳐 후기 연수 때가 돼서야 겨우 외과 중심의 업무를 담당하게 되며, 그 후에 대학의 관련 병원을 거쳐 경험을 쌓고 10년 후 정도에 제대로 된 외과의로 인정받게 된다. 그 사이 논문을 쓰거나, 학회에서 발표하기도 하지만 논문을 쓸 시간이 없을 정도로 수술이 많아 '유능한 외과의'일수록 교수가 될 가능성이 필연적으로 낮다. 반대로 출세를 하고자 한다면 수술을 하기보다 논문을 쓰는 편이 낫다. 결과적으로 '그 외과 교수는 수술을 못한다'라는 소

문이 대학병원 내에서 공공연히 돌게 되고 '수술도 제대로 못하는 외과의사'가 존재하게 된다.

그런 환경에서 우수한 청년 의사는 어떻게 자신의 경력을 쌓아가야 할까? 잡무에 쫓기는 일 없이 수술에 전념할 수 있는 직장 환경과 전문의 시험으로 평가되는 실질적인 기술, 그 연장 선상에 교수의 직위가 보장되는 미국 의사의 만족도는 일본의 3~6배에 이른다고 한다. 따라서 앞으로는 미국 또는 호주 등에서 활약하고자 하는 청년 의사가 증가할 것으로 예상된다. 의사의 해외 유출을 저해하는 가장 큰 요인이 의사의 어학능력이라고 빈정거리는 사람이 있기는 하지만…….

'요람에서 무덤까지'라는 슬로건을 걸고 복지국가임을 자랑하던 영국과 '의료 서비스의 파라다이스'로 추앙받는 쿠바가 의사의 해외 유출 문제로 고민하고 있는 현실을 간과해서는 안 된다. 외과뿐만 아니라 전문의의 올바른 평가 기준을 정비하고 근무 의사의 근로 환경을 개선하지 않으면 일본의 의료 기반 전체가 무너질 위험성이 더욱 증가할 것이다. 이번 해외 각국의 의료 현황 취재를 통해 그런 인상을 받지 않을 수 없었다.

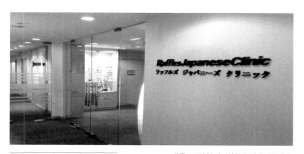

래플스 병원의 일본인 전용 클리닉.
스탭 전원이 일본인이다

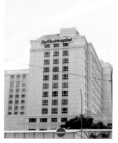

래플스 병원. 일본의 세이로카 국제병원과
같은 급으로 생각해도 좋다

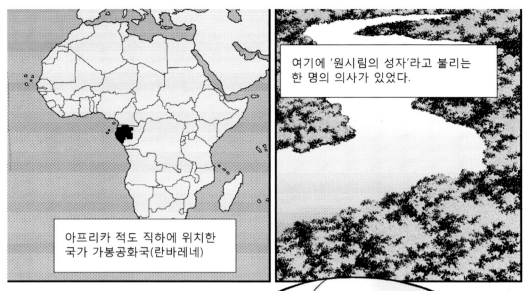

아프리카 적도 직하에 위치한
국가 가봉공화국(란바레네)

여기에 '원시림의 성자'라고 불리는
한 명의 의사가 있었다.

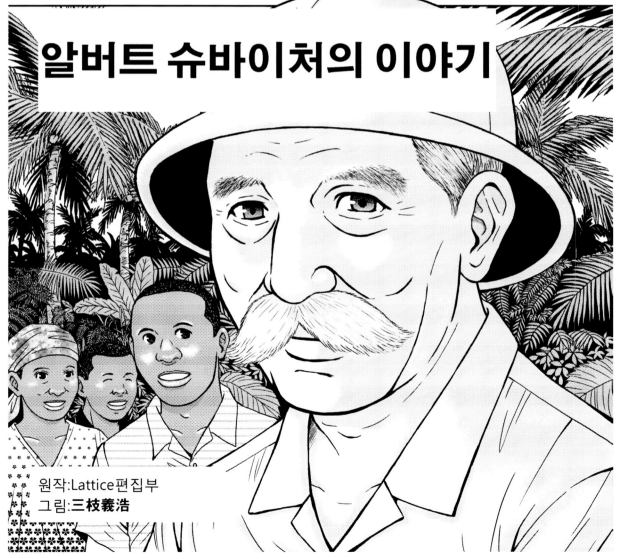

알버트 슈바이처의 이야기

원작:Lattice편집부
그림:三枝義浩

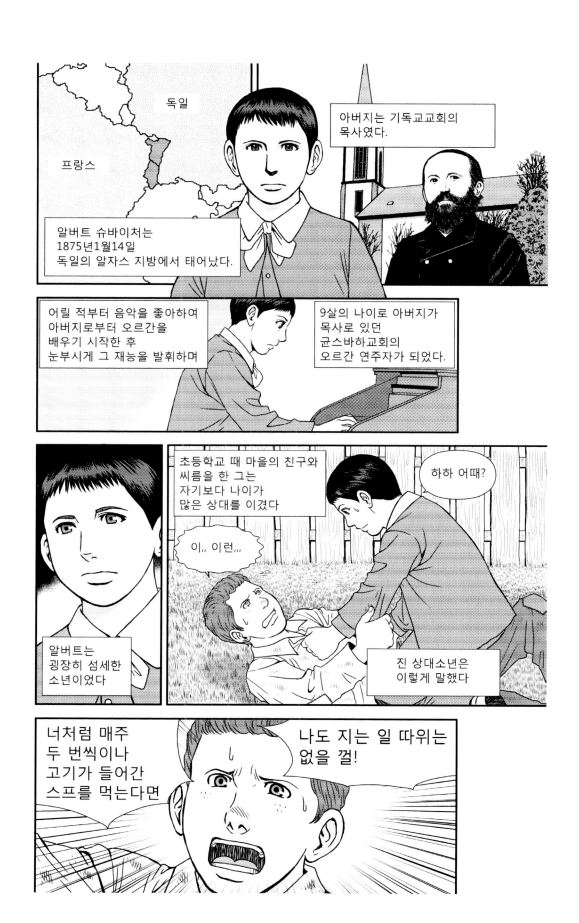

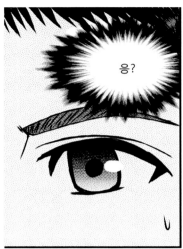

응?

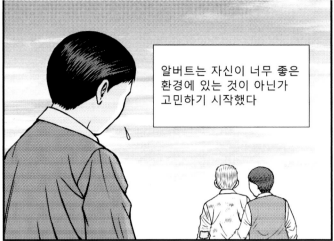

알버트는 자신이 너무 좋은 환경에 있는 것이 아닌가 고민하기 시작했다

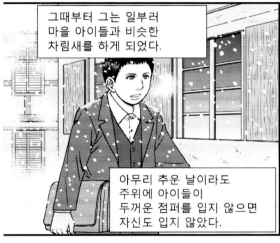

그때부터 그는 일부러 마을 아이들과 비슷한 차림새를 하게 되었다.

아무리 추운 날이라도 주위에 아이들이 두꺼운 점퍼를 입지 않으면 자신도 입지 않았다.

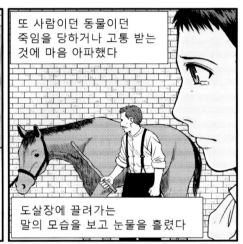

또 사람이던 동물이던 죽임을 당하거나 고통 받는 것에 마음 아파했다

도살장에 끌려가는 말의 모습을 보고 눈물을 흘렸다

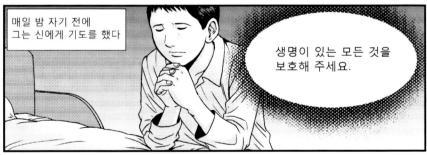

매일 밤 자기 전에 그는 신에게 기도를 했다

생명이 있는 모든 것을 보호해 주세요.

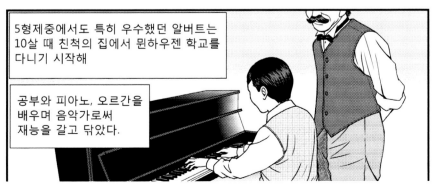

5형제중에서도 특히 우수했던 알버트는 10살 때 친척의 집에서 뮌하우젠 학교를 다니기 시작해

공부와 피아노, 오르간을 배우며 음악가로써 재능을 갈고 닦았다.

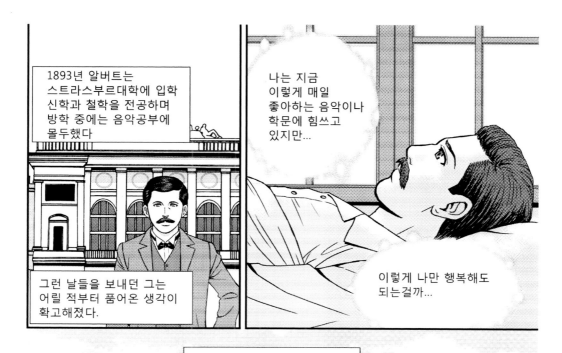

1893년 알버트는
스트라스부르대학에 입학
신학과 철학을 전공하며
방학 중에는 음악공부에
몰두했다

그런 날들을 보내던 그는
어릴 적부터 품어온 생각이
확고해졌다.

나는 지금
이렇게 매일
좋아하는 음악이나
학문에 힘쓰고
있지만...

이렇게 나만 행복해도
되는걸까...

그러던 어느날 21살의 나이에
그는 큰 결심을 하게된다

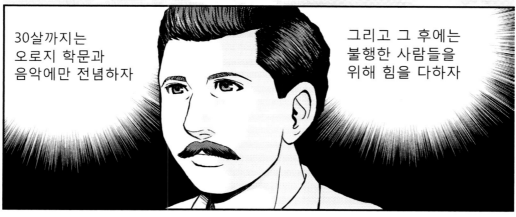

30살까지는
오로지 학문과
음악에만 전념하자

그리고 그 후에는
불행한 사람들을
위해 힘을 다하자

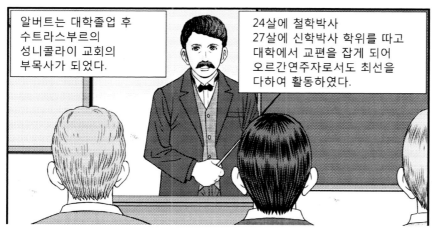

알버트는 대학졸업 후
수트라스부르의
성니콜라이 교회의
부목사가 되었다.

24살에 철학박사
27살에 신학박사 학위를 따고
대학에서 교편을 잡게 되어
오르간연주자로서도 최선을
다하여 활동하였다.

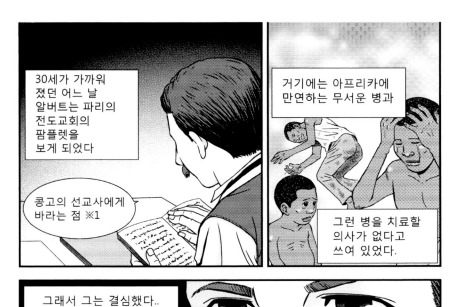

30세가 가까워 졌던 어느 날 알버트는 파리의 전도교회의 팜플렛을 보게 되었다

콩고의 선교사에게 바라는 점 ※1

거기에는 아프리카에 만연하는 무서운 병과

그런 병을 치료할 의사가 없다고 쓰여 있었다.

그래서 그는 결심했다..

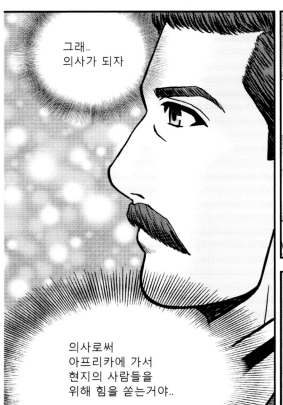

그래.. 의사가 되자

의사로써 아프리카에 가서 현지의 사람들을 위해 힘을 쏟는거야..

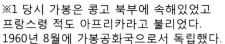

알버트의 결심을 알게 된 가족과 은사들은 매우 놀라며 맹렬히 반대했다.

그렇게 위험한 곳에 가는 것은 안돼!

힘들게 얻은 지위와 명예를 버리고 너는 왜 그런 일을...

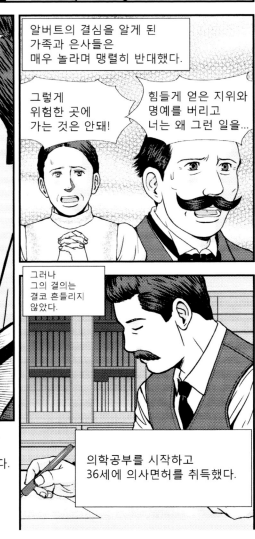

그러나 그의 결의는 결코 흔들리지 않았다.

의학공부를 시작하고 36세에 의사면허를 취득했다.

※1 당시 가봉은 콩고 북부에 속해있었고 프랑스령 적도 아프리카라고 불리었다. 1960년 8월에 가봉공화국으로서 독립했다.

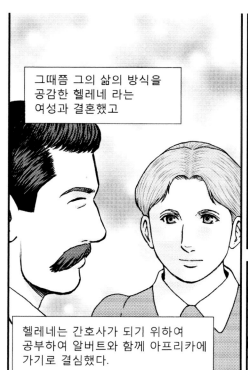

그때쯤 그의 삶의 방식을
공감한 헬레네 라는
여성과 결혼했고

헬레네는 간호사가 되기 위하여
공부하여 알버트와 함께 아프리카에
가기로 결심했다.

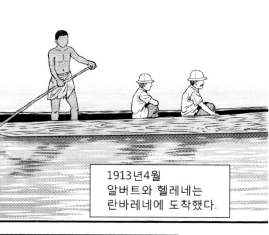

1913년4월
알버트와 헬레네는
란바레네에 도착했다.

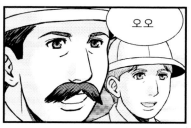

오오

드디어 아프리카에
온것이다!

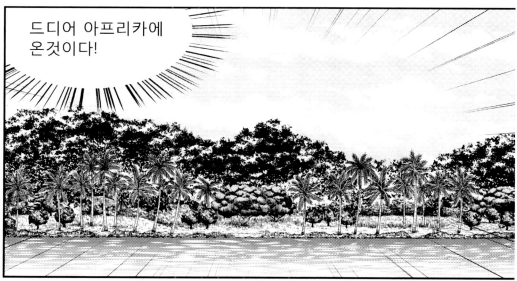

란바레네에 도착한 다음날 아침
집밖에는 많은 환자들이
줄을 서서 기다리고 있었다.

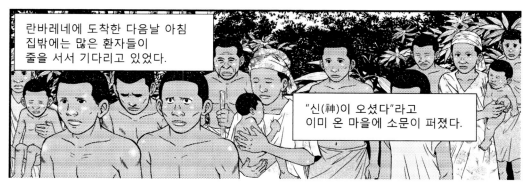

"신(神)이 오셨다"라고
이미 온 마을에 소문이 퍼졌다.

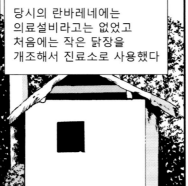

당시의 란바레네에는
의료설비라고는 없었고
처음에는 작은 닭장을
개조해서 진료소로 사용했다

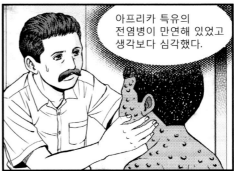

아프리카 특유의
전염병이 만연해 있었고
생각보다 심각했다.

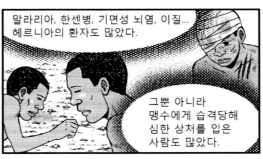

말라리아, 한센병, 기면성 뇌염, 이질...
헤르니아의 환자도 많았다.

그뿐 아니라
맹수에게 습격당해
심한 상처를 입은
사람도 많았다.

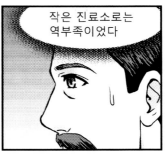

작은 진료소로는
역부족이었다

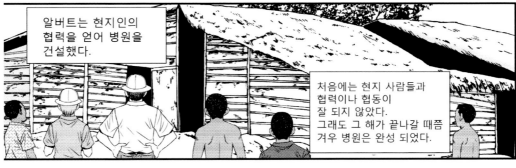

알버트는 현지인의
협력을 얻어 병원을
건설했다.

처음에는 현지 사람들과
협력이나 협동이
잘 되지 않았다.
그래도 그 해가 끝나갈 때쯤
겨우 병원은 완성 되었다.

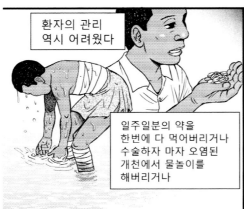

환자의 관리
역시 어려웠다

일주일분의 약을
한번에 다 먹어버리거나
수술하자 마자 오염된
개천에서 물놀이를
해버리거나

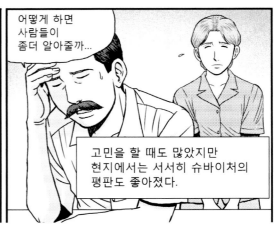

어떻게 하면
사람들이
좀더 알아줄까...

고민을 할 때도 많았지만
현지에서는 서서히 슈바이처의
평판도 좋아졌다.

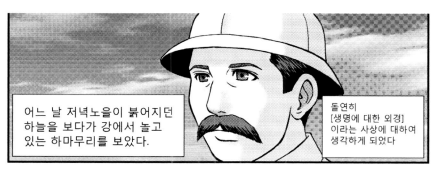

어느 날 저녁노을이 붉어지던
하늘을 보다가 강에서 놀고
있는 하마무리를 보았다.

돌연히
[생명에 대한 외경]
이라는 사상에 대하여
생각하게 되었다

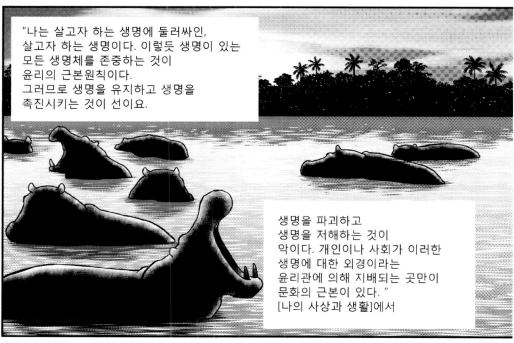

"나는 살고자 하는 생명에 둘러싸인,
살고자 하는 생명이다. 이렇듯 생명이 있는
모든 생명체를 존중하는 것이
윤리의 근본원칙이다.
그러므로 생명을 유지하고 생명을
촉진시키는 것이 선이요.

생명을 파괴하고
생명을 저해하는 것이
악이다. 개인이나 사회가 이러한
생명에 대한 외경이라는
윤리관에 의해 지배되는 곳만이
문화의 근본이 있다. "
[나의 사상과 생활]에서

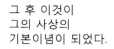
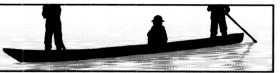

그 후 이것이
그의 사상의
기본이념이 되었다.

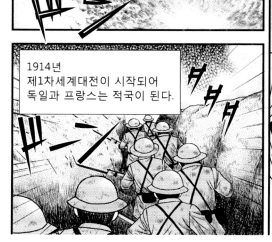

1914년
제1차세계대전이 시작되어
독일과 프랑스는 적국이 된다.

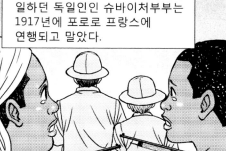

프랑스의 영토였던 란바레네에서
일하던 독일인인 슈바이처부부는
1917년에 포로로 프랑스에
연행되고 말았다.

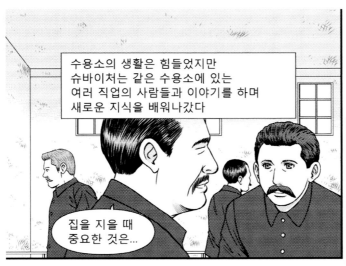

수용소의 생활은 힘들었지만
슈바이처는 같은 수용소에 있는
여러 직업의 사람들과 이야기를 하며
새로운 지식을 배워나갔다

집을 지을 때
중요한 것은...

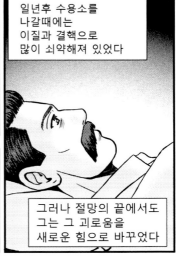

일년후 수용소를
나갈때에는
이질과 결핵으로
많이 쇠약해져 있었다

그러나 절망의 끝에서도
그는 그 괴로움을
새로운 힘으로 바꾸었다

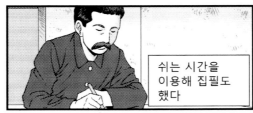

쉬는 시간을
이용해 집필도
했다

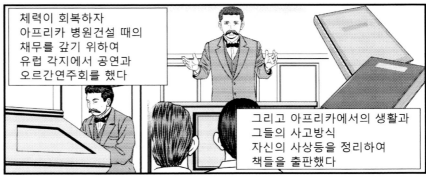

체력이 회복하자
아프리카 병원건설 때의
채무를 갚기 위하여
유럽 각지에서 공연과
오르간연주회를 했다

그리고 아프리카에서의 생활과
그들의 사고방식
자신의 사상등을 정리하여
책들을 출판했다

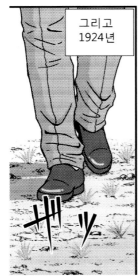

그리고
1924년

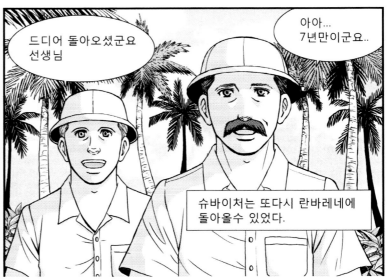

드디어 돌아오셨군요
선생님

아아...
7년만이군요..

슈바이처는 또다시 란바레네에
돌아올수 있었다.

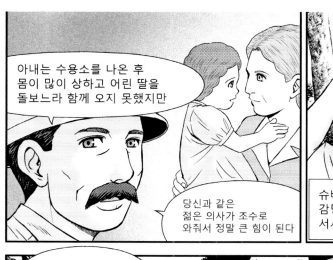

아내는 수용소를 나온 후
몸이 많이 상하고 어린 딸을
돌보느라 함께 오지 못했지만

당신과 같은
젊은 의사가 조수로
와줘서 정말 큰 힘이 된다

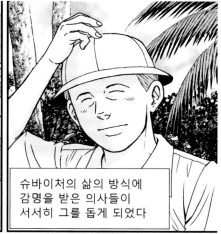

슈바이처의 삶의 방식에
감명을 받은 의사들이
서서히 그를 돕게 되었다

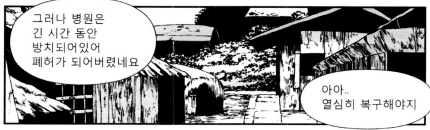

그러나 병원은
긴 시간 동안
방치되어있어
폐허가 되어버렸네요

아아..
열심히 복구해야지

그 후 얼마 지나지 않아
이질이 유행하여
환자의 수가 늘어나서
더욱더 큰 병원을
건설하기로 결심했다

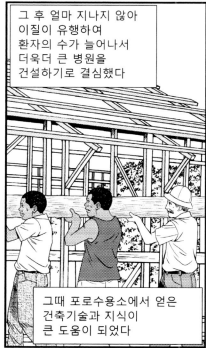

그때 포로수용소에서 얻은
건축기술과 지식이
큰 도움이 되었다

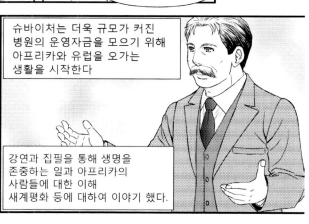

슈바이처는 더욱 규모가 커진
병원의 운영자금을 모으기 위해
아프리카와 유럽을 오가는
생활을 시작한다

강연과 집필을 통해 생명을
존중하는 일과 아프리카의
사람들에 대한 이해
새계평화 등에 대하여 이야기 했다.

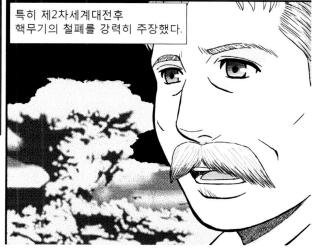

특히 제2차세계대전후
핵무기의 철폐를 강력히 주장했다.

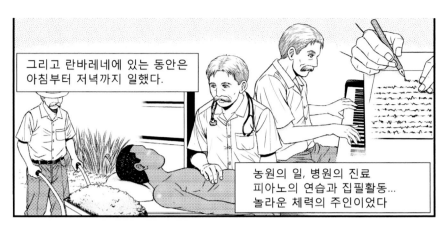

그리고 란바레네에 있는 동안은 아침부터 저녁까지 일했다.

농원의 일, 병원의 진료 피아노의 연습과 집필활동... 놀라운 체력의 주인이었다

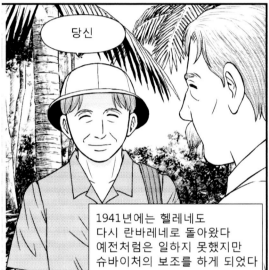

당신

1941년에는 헬레네도 다시 란바레네로 돌아왔다 예전처럼은 일하지 못했지만 슈바이처의 보조를 하게 되었다

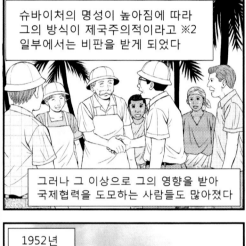

슈바이처의 명성이 높아짐에 따라 그의 방식이 제국주의적이라고 ※2 일부에서는 비판을 받게 되었다

그러나 그 이상으로 그의 영향을 받아 국제협력을 도모하는 사람들도 많아졌다

1952년

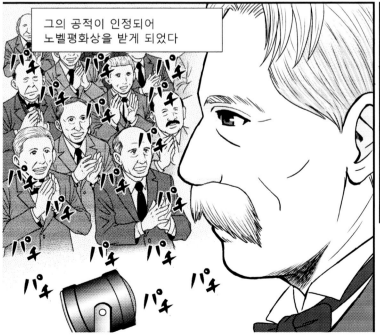

그의 공적이 인정되어 노벨평화상을 받게 되었다

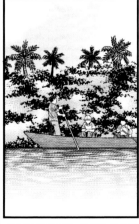

※2 [유럽에 의한 교육과 지도가 아프리카를 개선한다] 라고 선진국에 의한 아프리카 식민지화를 용인했던 면도 있었기에 아프리카의 일부 보수계층을 중심으로, 그를 좋게 생각하지 않던 사람도 존재했다.

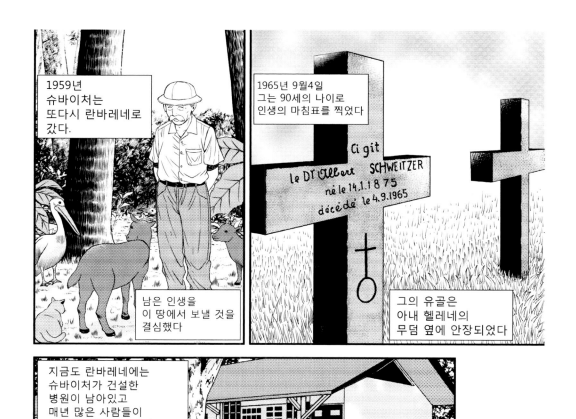

1959년
슈바이처는
또다시 란바레네로
갔다.

남은 인생을
이 땅에서 보낼 것을
결심했다

1965년 9월4일
그는 90세의 나이로
인생의 마침표를 찍었다

Ci git
le D.ʳ Albert SCHWEITZER
né le 14.1.1875
décédé le 4.9.1965

그의 유골은
아내 헬레네의
무덤 옆에 안장되었다

지금도 란바레네에는
슈바이처가 건설한
병원이 남아있고
매년 많은 사람들이
그곳을 방문하고 있다

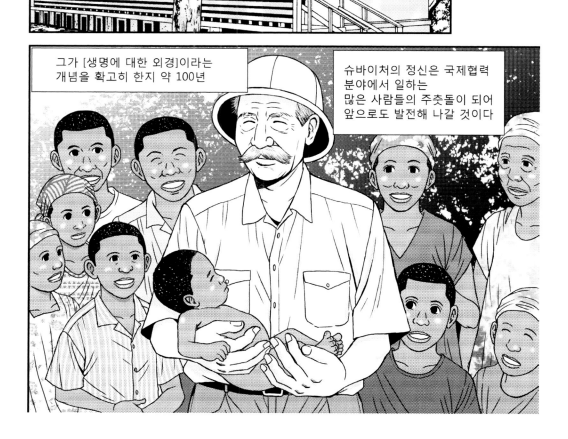

그가 [생명에 대한 외경]이라는
개념을 확고히 한지 약 100년

슈바이처의 정신은 국제협력
분야에서 일하는
많은 사람들의 주춧돌이 되어
앞으로도 발전해 나갈 것이다

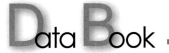

의사 부족 해소를 위하여 — 여성 의사의 활용

의사 부족 문제 해소 방안의 하나로 꼽히는 것이 '결혼, 출산, 육아 등으로 의료 현장을 떠난 여성 의사의 활용'이다. 일본에서도 의사를 지망하는 여성은 늘어나고 있지만, 다른 직업만큼이나 한번 현장을 떠나면 전처럼 다시 일하기가 어렵다는 점 또한 현실이다. 여기서는 여성 의사의 취업을 지원하고 있는 '여성의국'의 전면적 협력 아래, 여성 의사에 대한 데이터와 현재의 문제점 등을 짚어 보기로 한다.

1. 여성 의사의 연령별 취업률

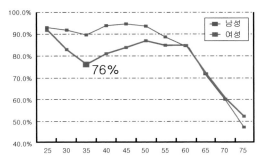

출처 : OECD Health Data 2012

2. 의사의 남녀비에 관한 국제 비교

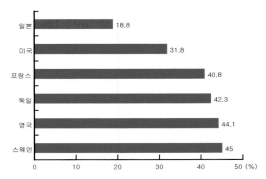

국가	비율
일본	18.8
미국	31.8
프랑스	40.8
독일	42.3
영국	44.1
스웨덴	45

3. 의학부 입학자 수를 차지하는 여성 비율 (%)

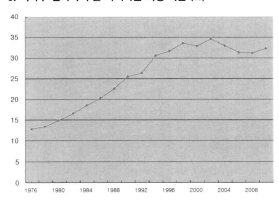

출처: 문부과학성 「학교기본조사」

4. 진료과별 남녀 의사 비율

진료과	남성(%)	여성(%)
내 과	84.5	15.5
피부과	57.9	42.1
소아과	67	33
정신과	79.4	20.6
외 과	94	6
비뇨기과	95.5	4.5
정형외과	95	5
성형외과	76.3	23.7
안 과	62.6	37.4
이비인후과	80.5	19.5
산부인과	71.3	28.7
기 타	71.6	28.4
미 상	84.8	15.2

출처: 후생노동성 「의사·치과의사·약사 조사」 (2010)

5. 대학·일반 병원에서 여성 의사의 직위 비율(단위 : %)

(1)대학병원

	직책없음	의국장	진료과장	강사	준강사	교수	계
남성의사	77	2	4	6	6	5	100
여성의사	82	6	2	6	3	2	100

(2)일반병원

	직책없음	의국장	진료과장	부장	원장	계
남성의사	60	8	5	18	9	100
여성의사	66	14	7	9	4	100

출처: 野村恭子 「의사 부족 시대의 여성 취업 지원을 위한 의학 연구」 (2011)

6. 자녀가 있는 여성 의사의 근무 형태(정규, 비정규, 아르바이트별)

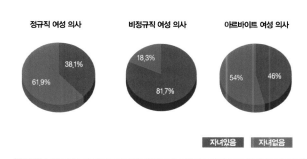

정규직 여성 의사는 업무량 부담 때문인지 자녀가 있는 비율이 4할 미만에 머무르고 있다. 이에 반해 비정규직 여성 의사는 '아이를 키우면서' 일하려는 의사가 대부분인 것 같다.

또, 아르바이트 여성 의사에게 '아이가 있다'의 비율이 반반인 이유는, '일을 열정적으로 하고 싶다'는 정규직 여성 의사가 빈 시간을 이용하여 또다시 아르바이트 근무를 하는 형태가 많은 것, 초기 임상 연수 종료 후에 아르바이트를 하는 젊은 의사들이 많은 것에 기인하고 있다.

"여성 의사 3명 중 1명은 행복한 결혼 생활을 보내고, 3명 중 1명은 이혼을 하고, 3명 중 1명은 미혼을 관철하다."라고 흔히 말하듯, 정규직 의사로서 업무를 보기에 가사와 육아의 병행은 어려운 실정이다.

(1) 결혼·출산한 여성의 복직을 가로막는 요인

결혼과 출산을 거쳐 복직을 희망하는 여성 의사는 많다. 그러나 결혼·출산한 여성 의사의 복직을 가로막는 요인은 주로 4가지를 들 수 있다. 첫 번째는 '가사·육아'이다. 결혼·출산을 거친 여성 의사는 가정에서 아내로서, 어머니로서 가사와 육아에 시간을 할애해야 한다. 일본의사회의 「여성 의사의 근무 환경 현황에 관한 조사 보고서」(2008)에 따르면 원내에 탁아소가 설치돼 있는 비율은 약 50%에 머물고 있어, 복직한 경우는 따로 육아도 하면서 의사로서의 일에 종사해야 하는 상황이 이어지고 있다. 이처럼 육체적·정신적 부담으로부터 복직을 포기하는 여성 의사가 많아지고 있다. 두 번째는 '의사로서의 커리어 공백기'이다. 위에서도 말했듯이 결혼·출산을 거친 여성 의사는 매일 가사와 육아에 쫓기고 의사로서 자기 연구를 할 시간을 거의 만들 수 없는 것이 현실이다. 그래서 이직·휴직한 공백이 길어질수록 나날이 진보하는 임상의 현장으로 돌아가기가 어려워지고 있다. 세 번째는 '배우자의 전근'이다. 배우자의 전근에 따라 복직 예정지였던 의료기관에 복직하지 못하고, 재취업을 위한 의료기관도 새로 찾기 어려운 경우가 있다. 4번째는 '의료기관 측 요구와의 불일치'이다. 위에서 말한 것처럼 풀타임 근무가 어려운 여성 의사가 많지만 의료기관 측은 풀타임에 가까운 조건에서 일할 의사를 찾는 경우가 많다. 이 때문에 복직 시 노동 조건 등에 대해 의료기관 측과 여성 의사 측의 의견이 맞지 않는 일이 종종 있다. 복직의 의지는 있어도 좀처럼 원하는 환경에서 일할 수 없어 복직하지 못하는 여성 의사가 많다.

(2) 여성 의사의 복직 지원은 어떻게 행해지고 있는가

여성 의사의 복직 지원으로는, (1)에서 말한 복직 저해 요인에 대응하는 서비스가 국가 및 민간 기업을 통해 서서히 제공되고 있다. 예를 들어 후생노동성은 다음과 같은 3개 사업을 전개하고 있다. 첫 번째는 '여성 의사 등의 취업 지원 사업'으로서 전국 자치구마다 상담 창구를 설치하여 복직에 불안감을 느끼는 여성 의사의 연수 수용 의료기관 소개 및 출산·육아와 근무를 지원하기 위한 조언 등을 실시하고 있다. 두 번째는 '여성 의사 지원 센터 사업'으로서 여성 의사의 라이프 스테이지에 맞춘 유연한 근무 형태를 위해 파트타임 등의 직업 알선 업무를 일본의사회에 위탁하고 있다. 세 번째는 '병원 내 탁아소 사업'으로서 의료기관에 근무하는 직원의 영유아 보육 시설을 원내에서 운영하는 시도를 실시하고 있다. 이러한 국가적 차원의 정책 외에도 더 가까운 입장에서 여성 의사 개개인의 요구에 대응하는 사업을 시행하는 민간기업도 등장하고 있다. 민간 기업의 서비스에는 다음과 같은 것이 있다. 첫째로 의료기관을 소개할 뿐 아니라 실제로 의료기관과의 면담에 참석해 이상적인 근무 형태의 실현을 돕는 서비스이다. 이 서비스는 의료기관과의 협상 전반을 민간기업이 담당함으로써 복직에 따른 번거로운 절차 등을 여성 의사 본인이 직접 할 필요가 없어지고 부담이 대폭 경감된다. 둘째로는 전문 보모를 소개하는 서비스가 있다. 어린이집이 아닌 전문 유모가 확실하게 아이를 돌봐주니 안심하고 근무할 수 있다. 위와 같이, 관민 쌍방이 각각의 특성을 살려 여성 의사의 복직을 지원하는 시스템에 충실하고 있다.

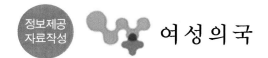

발상의 원점은 항상 문제의식을 지니면서 새롭게 제안하고 생각하며 행동하는 것. 그 성과 중 하나가 바로 여성 의사의 취업·전직을 지원하는 '여성의국'입니다.

아무리 일에 대한 생각이 간절해도 그 마음만으로는 지속하기 어렵습니다.

여성 의사들의 활약이 점점 더 필요한 오늘날, '여성의국'은 의료를 천직으로 느끼는 여성 의사들이 평생 직무를 완수하도록 지원하는 사업을 하고 있습니다.

회원 등록 및 문의는 아래 URL로
https://www.josei-ikyoku.jp/

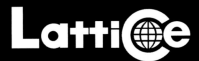

의(醫)의 아트를 추구하며

Lattice 편집장 나나사와 히데후미

"너희 가운데 어떤 사람이 양 백 마리를 가지고 있었는데, 그 가운데에서 한 마리를 잃으면, 아흔아홉 마리를 광야에 놓아둔 채 잃은 양을 찾을 때까지 뒤쫓아 가지 않겠느냐?"

(마태복음 15:4)

성서에서 하느님은 철저하게 '잃어버린 한 마리'를 항상 잊지 않고 찾을 때까지 뒤쫓아 간다. 이는 생명이 있는 우리들을 대하는 하느님의 영원불변한 마음이다.

본 잡지의 발행 목적은 청년 의료인의 '의(醫)의 아트' 추구와 의료를 통한 국제 교류 및 인도적 지원, 그리고 평화 구축에 있다. 원대한 테마인 데다, 의학·의료가 다루는 범위는 그 폭이 넓고 다방면에 걸쳐 있으며 인간의 활동에 복잡하게 관여하고 있다.

20세기 중반을 경계로 의료를 둘러싼 환경은 상당한 변화를 겪었다. 그때까지만 해도 감염증을 중심으로 급성 질환에 대응하는 것이 의료 서비스의 주요 역할이었다면, 최근에는 암이나 생활습관병에 속하는 질병이 증가하고 이것이 고령화와 맞물리면서 환자는 일단 발병하면 문자 그대로 죽을 때까지 의료적인 도움을 받는 존재가 되었다.

이와 더불어 현대 사회가 겪고 있는 변화의 성격상, 사회 부적응으로 인해 발병하는 사례가 점차 증가할 것으로 예상된다. 이와 같이 생활습관병이 주역이 되고 사회에 적응하지 못하는 사람이 늘어나는 사회에서 의료 행위를 하게 될 때에는 환자의 역할이 중요해진다(예를 들어 약 복용, 투석이나 인슐린 주사는 장기간에 걸쳐 실시해야 하며, 정기적으로 상담을 받을 필요가 있다). 이 같은 상황 속에서 의료 전문가와 비전문가의 관계는 필연적으로 장기화되고 양측의 지식수준 격차는 인간관계의 격차와 거의 같은 차이를 보이게 된다. 따라서 의료의 권위주의(paternalism)도 당연히 그 성격을 크게 변화시켜야만 한다. 환자가 무력하고 무지한 존재에서부터 자기 결정권을 행사할 수 있는 성숙한 존재로 성장하는 것은 불가피한 일이라 할 수 있다. 그렇기 때문에 사전 동의(informed consent)가 중시되고, '서사 중심 의학(Narrative-Based Medicine)'이라는 개념이 생겨났으며, 더 나아가 의사의 인간성이 요구되는 것이다.

현재 일본에서 의과대학에 입학하는 나이는 고졸 직후

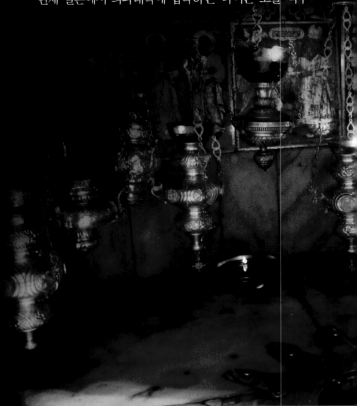

부터 수년 후 사이인 것이 일반적이다. 즉 의사가 되고자 하는 사람의 대부분은 10대 후반에서 20대 전반에 의과대학으로 진학한다. 그 시점에서 직업을 선택하고 진학하게 되므로 당연히 그 직종과 책무에 대해 어느 정도의 지식과 이해력을 지녀야만 한다. 그러나 실제로 의과대학 지원자의 상당수는 의사라는 직업에 대해서 잘 알지 못하는 상태로 진학한다. 최근에는 도쿄대학교 또는 의과대학이 '엘리트'가 되기 위한 코스로 여겨지고 있다. '사람의 생명을 다루는 일'이라는 말을 하면서도 그 말이 지니는 의미에 대해서 깊이 고찰한 학생이 몇이나 될까?

근본적으로는 학생 본인과 가정교육에 책임이 있다고 보는 것이 당연하겠지만, 학생에게 직업 교육을 실시하지 않는 중·고등교육의 책임도 간과할 수 없다. 일본의 중학교나 고등학교는 지금까지 직업윤리 교육에 열성적이지 않았다. 전후의 고도 경제 성장과 그 이후의 거품경제 시기까지는 고학력=고수입(=사회적 가치)이라는 단순한 도식이 확립되어 있었으므로 직업윤리 교육의 필요성을 느끼지 못했을 것이다. 여기에 의학·의료의 급속한 진보와 더불어 의과대학에서 일반교양, 의료윤리, 의료인으로서의 자세에 대한 강좌는 과학으로서의 의학 지식을 '주입하는' 교육에 그 자리를 내주게 되었고, 명목상 예과 시기에만 형식적으로 소수의 강좌가 개설되어 있을 뿐이다. 상황이 이렇다고 한

다면 더더욱 학생들은 대학 교육 이외의 기회를 통해 이에 대해 배울 필요가 있다. 이상적으로는 의과대학에 시험을 치르고자 결정하는 시기, 즉 중학교나 고등학교의 직업윤리 교육에서 이 문제가 다루어져야만 할 것이다.

본서의 목적은 이러한 상황을 거울삼아 미력하게나마 학생들과 청년 의료인들의 의식을 환기하고 기회를 제공하는 것이다. 나아가 실제로 의료 현장에서 의술(ART)을 실천하고 있는 의료진이나 한정된 시간 속에서 의욕적으로 활동하고 있는 학생들을 소개함으로써 목표로 삼을 수 있는 롤 모델을 제시함과 동시에 롤 모델이 된 사람의 의욕을 더욱더 향상시키는 효과 또한 기대하고 있다.

의(醫)의 아트는 윌리엄 오슬러(William Osler, 1849-1919) 박사의 명언 "Medicine is a science of uncertainty and an art of probability."에 있는 'art'에서 유래한다. 인간은 치사율이 100%이므로 의료·의학의 목적이 불로불사나 생명 연장에 있지 않다는 것은 분명하다. 따라서 어떻게 태어나서, 어떻게 살며, 어떻게 죽음을 맞이할 것인가에 대해 당사자와 함께 생각하는 것이 그 본질일 것이다. 그렇다면 최종적으로 의료는 '무엇을 하느냐'가 아니라 '누가 하느냐'로 결론지어진다고 해도 과언이 아니다. 환자의 입장에서는 같은 진단을 내리고 치료 방침에 대해 설명을 듣더라도 눈앞에 있는 의사나 간호사의 태도나 언동에 따라 수용하는 태도가 달라진다. 어쩌면 치료 효과에도 영향을 미칠 수 있을지 모른다. '의사와 환자의 소통(doctor-patient rapport)'의 중요성을 주목하고 있는 현대 의료에서 최첨단 의료 기술을 추구하는 것뿐만 아니라 의료진이란 환자나 그 가족, 나아가 그 지역에서 어떤 존재인가, 그리고 의료진에게 요구되는 것이 무엇인가를 새롭게 인식하는 것이 과제가 아닐까 싶다.

'잃어버린 양 한 마리' = '아픈 한 사람'을 구하는 일이 사회를 지켜내는 일이라고 생각하는 것은 의료 관계자에게 무거운 짐이 될 것인가?

의료라는 분야가 지닌 다양한 측면을 인정하는 것, 즉 다원적으로 의료를 인식하고 다양한 현장에서 활용하는 것이 복지와 경제 그리고 기타 사회문제를 해결하는 데 일조한다고 믿어마지않는다.

베들레헴 성탄교회

여러분이 동아시아를 바꿀 것이라고
믿고 있습니다.
일본과 한국이 협력하면
무엇이든 가능하니까요.

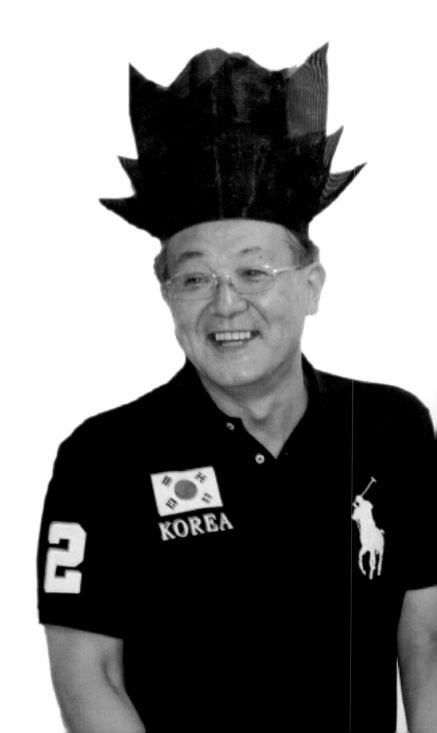

YMS 대표
이치카와 쯔요시

YMS를 통하여 일본의대에 입학하자!

일본의대를 목표로 하는 이유

- 한국의대와 비교해서, 낮은 커트라인 평균점
- 글로벌세계에 대응하는 지식과 경험

한국에서 YMS를 통하여 일본의학부에 입학한 학생의 체험담

YMS를 한마디로 표현하자면 'Boys, be ambitious' 입니다. 수업에 필요한 기본과목을 기초부터 탄탄히 다져주는 것은 물론이거니와, 그 외에도, 대표적인 '의의 아트'를 포함한 많은 수업에서는 의학에 대한 지식을 배우고, 과외활동에서는 의료현장을 체험할 수 있어, 높은 이상을 가질 수 있는 학원입니다.

SJ씨 카와사키의대 합격

YMS에서 제공하는 교육환경

- 인터넷과 영상을 이용한 온라인학습으로 일본에 오지않고 자택에서 학습가능.
- 일본어로 전수업을 진행하여 의학부 입시시험에 필요한 일본어능력을 서포트
- 40여명의 베테랑 전문강사를 통한 알찬수업과 입시지도

30년역사의 의학부 전문 입시학원으로 의학부에 특화하여 교육과정을 개발하고 운영해온 YMS와 함께라면 여러분도 일본의학부에 입학할 수 있습니다

더 자세한 내용은 홈페이지를 참고하세요
http://www.yms.ne.jp/kr/

2014년도 YMS합격 실적
의학부 합격 93명

日本語

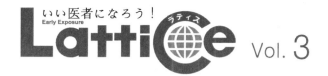

いい医者になろう！
Early Exposure

Lattice Vol. 3

医療は
どこへ向かうのか

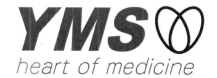

YMS
heart of medicine

二つ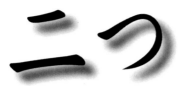のいらん問題

智異山を登りながら、自分の未解決問題を考えた。
個人的にいらん問題と呼んでいるものだ。

イランの核問題

2005年の夏、テヘラン大学の医学生に逆取材を受けたことがある。
「イランが核を持つことについてどう思うか」という質問に対して、「なぜ核を持ってはいけないのか説明しなさい」と返された。

「西アジアの地図を見てくれ。イランという国は、東西南北あらゆる方向から、無数の核に囲まれている。マンションの住人が全員ヤクザやチンピラで武器を持っていて、そこに無防備な学生が下宿しているようなものだ。イランは核を持たねば生きられない」と青年は言った。

問題の根本は、戦勝国または戦勝国が承認した国が核を持っているという事実だ。イラン人青年はさらに続けた。

「ベトナムはジャングルに潜ってアメリカに勝った。イランは砂漠に潜ればアメリカと戦える」

世界を支配する拒否権と核を持つ権利、戦後80年経っても戦争の遺産は続いている。戦勝の権利に代わる、世界を統率する新しい価値観を創造していかなければならない

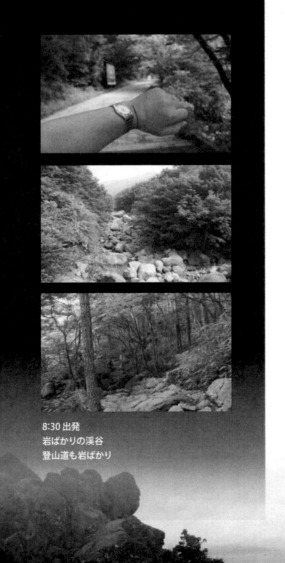

8:30 出発
岩ばかりの渓谷
登山道も岩ばかり

ロシア 8420
イギリス 225
フランス 300
中国 240
北朝鮮 10未満
イラン
パキスタン 110
イスラエル 80
インド 100
アメリカ 7650

日韓の歴史問題

日韓を韓国語ではイランと読む。日韓問題の第一は歴史認識の差であると朴槿恵大統領は指摘し、日中韓共同歴史教科書の発行を提案した。NHKが「日本と朝鮮半島2000年」という番組を制作したが、いずれの時代においても日韓の歴史家の対立があり、共同教科書の発行の道は険しい。ましてや日中韓の共同となると、どれだけ時間がかかることやら…。

私には具体的な提案が一つある。歴史の議論を碩学の長老に任せず、庶民に介入させることである。栄山江流域を中心として、韓国で13基の前方後円墳が1990年代に発見された。おそらく、韓国人の大半はこの存在を知らない。5世紀末から6世紀にかけて、倭人が韓半島に住みついていたという事実は、日韓の教科書には全く出てこない。

韓国政府は、前方後円墳学習ツアーを支援し、古代史の共通認識から始めて欲しい。

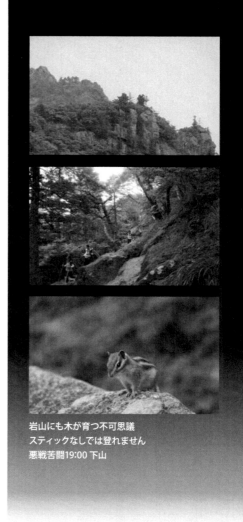

岩山にも木が育つ不可思議
スティックなしでは登れません
悪戦苦闘19:00 下山

二つのいらん問題は、きっと将来そんなものば"いらん"問題と言われるようになるだろう。それは、日本、韓国、イラン、アジアの若者たちが奮闘努力し、解決してくれるだろうから。

『Lattice』は、韓国では『医療を通じてアジアを一つに』という名で発売されている。この本もイラン問題をいらん問題にする一助となることを信じてやまない。

こんなことを考えていると、黒雲の下に夕立が降っているのが見えた。岩が雨に濡れて、ツルツルになっている…。きっと10回は滑って転ぶであろう。カメラを守るべきか、体を守るべきか…、そんなことを考えていると、リスが「パーボ」と言ったような気がした。私はボロボロになり、命からがら宿に戻った。

2014年 2月
Lattice発行人 市川剛

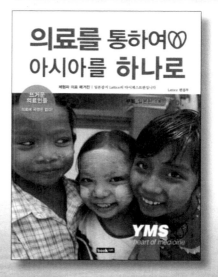

天王峯にて

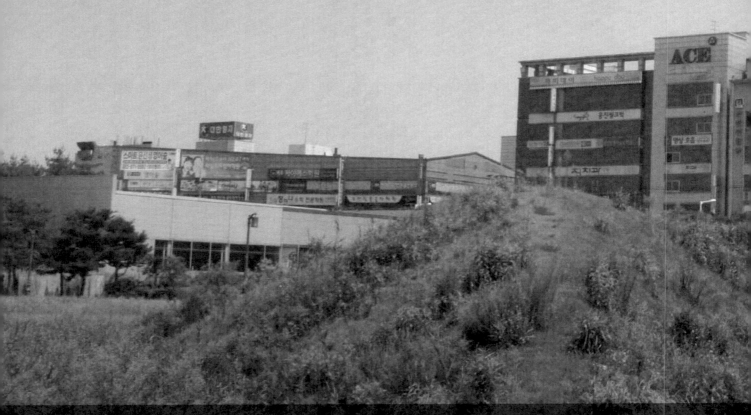

Japan × Korea cooperative project

慶北大学·朴天秀教授　光州月桂洞長鼓墳でのNHK インタビュー
古代の倭系古墳 前方後円墳)を今の民族とか国家意識で説明するべきではない。古代東アジアの世界は、今と同
じく一国だけで生きる世界ではない。古代の東アジアを考えることが、未来の東アジアをどうすべきか大きな手がか

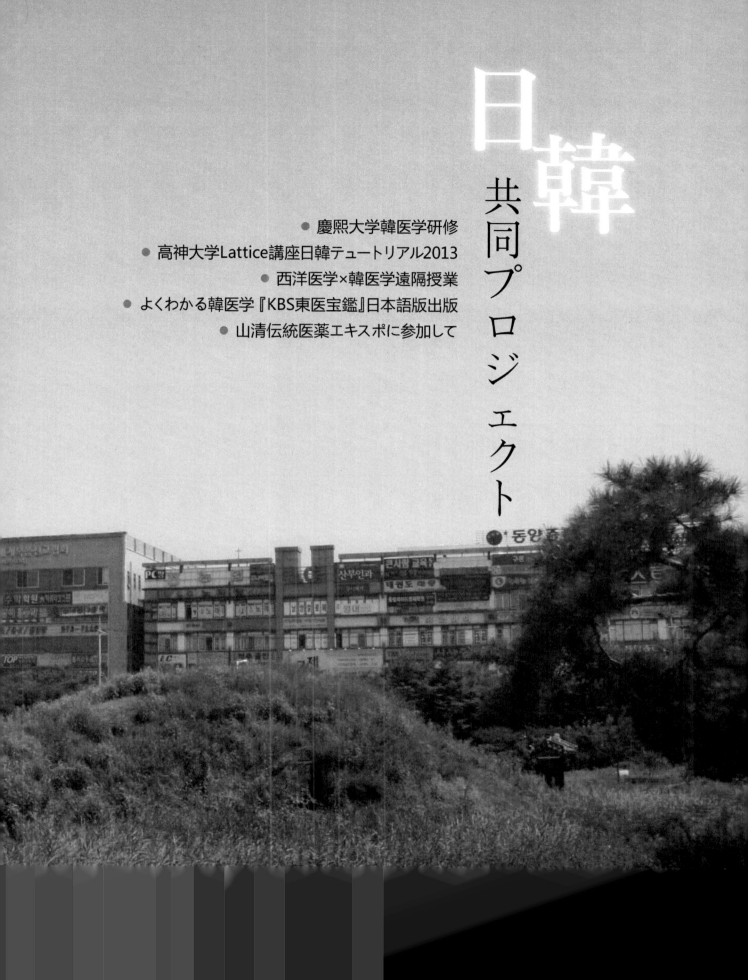

日韓共同プロジェクト

- 慶熙大学韓医学研修
- 高神大学Lattice講座日韓テュートリアル2013
- 西洋医学×韓医学遠隔授業
- よくわかる韓医学『KBS東医宝鑑』日本語版出版
- 山清伝統医薬エキスポに参加して

韓医学に触れた3日間

慶熙大学韓医学部研修

2013

2013慶熙大学韓医学部は、韓国国内に存在する12 の韓医学部の中でも最高峰と言われている。ここで韓医学を学ぶ学生と、日本で西洋医学を学ぶ学生との研修会が2012年より始まった。今回2 度目となる研修会では、どのような交流が行われ、双方の学生たちは何を学んだのだろうか。

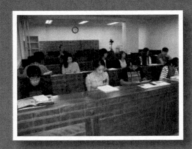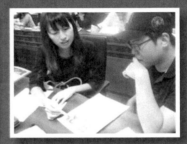

Kyunghee | University

東邦大学医学部 市村将

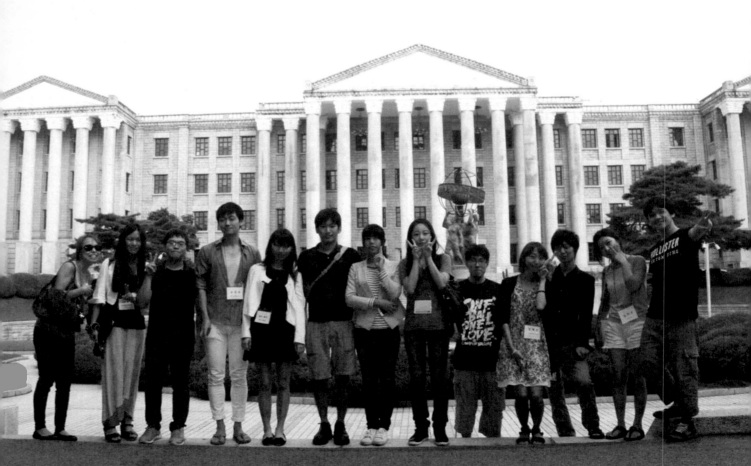

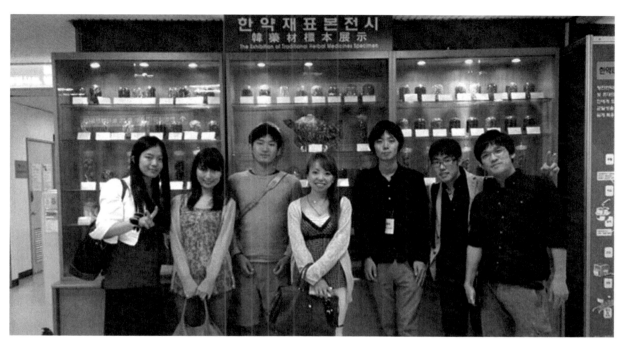

韓薬剤標本展示の前で

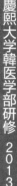

1日目 ― 韓医学生との出会い

　2013年9月14日〜16日、第2回慶熙大学韓医学研修が行われた。日本からは総勢6名の医学生と1名の研修医が参加した。

　1日目は慶熙大学の生徒と顔合わせをして自己紹介をした。

　慶熙大学の学生達はみんな英語が流暢だった。さらに、日本語も話すことができる学生もおり驚いた。日本語をどのように学んだかと尋ねると、中学生の時日本の漫画が読みたかったからとのこと。そこまでする熱意に驚いた。自分だったら海外の本が読みたいからといって英語は勉強しないだろう…。

　また、この日慶熙大学の先生による講義もあり、韓医学部について解説してくださった。そもそも慶熙大学には西洋医学部と韓医学部が同時に存在している。韓医学部の臨床の科は日本とかなり異なっており驚いた。慶熙大学には西洋医学と韓医学の診療科が同時に存在する病院があり、患者の受け渡しが可能である。しかし、西洋医師と韓医師の2つの免許を持っている医師は少ないそうだ。その分そのような先生は引っ張りだこだそうである。

　市川先生の韓医学の授業もあり、一般人でも興味を引き付けるような総論的な話をしてくださった。市川先生が翻訳を手がけだ『KBS東医宝鑑』を用いながら、普段聞けないような韓方とがん治療の話や東医宝鑑の話題に触れ、すごく新鮮であった。

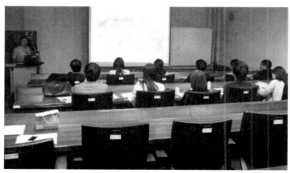

韓医学部とはどういうところか、慶熙大学の先生による講義

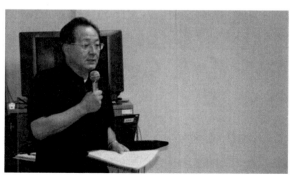

韓医学の魅力を熱く語る市川先生

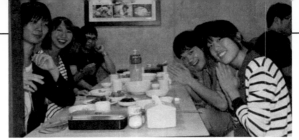

2日目 ― 韓国の友人たちと意見交換

　2日目は、市川先生の講義があり代表的日本人・代表的韓国人や医のアートについての講義があった。あらゆる視点から歴史的人物や小学校の時に習ってきた教科書を題材に日本と韓国の比較や似ている点に気づくことができ非常に感動した。特に金子みすゞと金素月の詩は印象深かった。また映画の編集も素晴らしかった。

　その後ペアになって学生同士で大学のキャンパスを歩いて慶熙大学を紹介してもらった。自分の相方であるルリさんは慶熙大学韓医学部に入るまでに2つの大学に通ったそうで、まず理工学部に入り、西洋医学を学ぶ医学部にも入り、その後韓医学部に入学したそうだ。

　なぜ医学部を中退してまで韓医学部に入り直したのか聞くと、もともと生命に対する興味もあり将来鍼灸治療をやりたかったからだそうだ。医学部から韓医学部に入り直す熱心さに感銘を受けた。またキャンパスの図書館を紹介してくれた時、彼女は「ここは私が毎日授業後勉強しているところで、休日も朝から晩まで勉強しているの」とおっしゃっていた。またルリさんは大学生でありながら数学の教師でもあるそうで、バイトではなく夜は小学生に教えに行くとおっしゃっていた。本当にエネルギッシュで刺激を受けた。成績もさぞかしよいだろう? と聞いたら「Of course!」と言っていた(笑)。まさに上位数%に入る成績なのだそうだ。

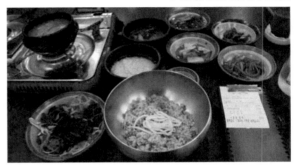

すぐに打ちとけた日韓の学生達

韓国料理に舌鼓。本場で食べるとおいしさも格別

　その日はチュートリアルで尊敬する人について発表することになっていて、昼食を食べながら考える予定だったのだが、皆で大学の近くの食堂に行き文化交流となってしまった。皆慌てて大学に戻り尊敬する人についてお互い真剣に意見を交わし、熱意にあふれる発表になった。

　この日の夜はたまたま自分の誕生日で、皆にまさかのサプライズでお祝いをしていただき本当にうれしかった。海外で誕生日を祝ってもらえるなんて、こんな幸せなことはないと思った。

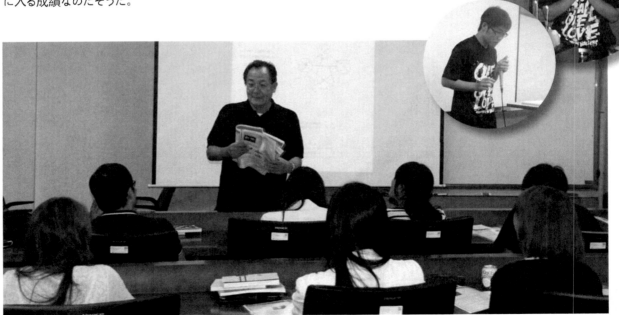

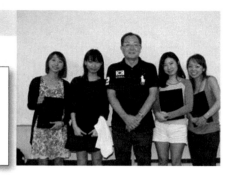

テュートリアル　発表内容

Tutorial

課題1）東医宝鑑・韓医学について学んだこと、考えていること
課題2）代表的日本人・韓国人について
　　　　どんな人物で、どうして代表的と考えているのかについて、自分のものの発表ではなく、ペアになった友人のものを発表します。
感想）課題1,2について、さらに研修全体の感想について

優勝者の発表

韓国人優勝者 Hyeseon Jeong（慶熙大学韓医学部）

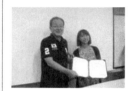

どんな医師になりたいか

Hello, My name is Hyeseon Jeong. First I want to talk about what kind of doctor I want to be.
I want to be a confident doctor, and I want to work hard. Because I want to be a woman who can feel compassion for the patient's pain. Second, I want to be a doctor like rock. Can you imagine rock? Rock is very strong, hard, not only unchanged.

代表的日本人

I heard about SMAP from Kaji. SMAP is a Japanese famous singer group and they have many famous songs. "Lion Hearts", "Sekaini-hitotsu-dakeno-Hana" and so on, and this concert, many people come and see to listen to their songs. One of the members, Kusanagi Tsuyoshi, was arrested because he was naked in the park, and the happening was so famous. Kimura Takuya is Japanese "Ike-men" and he is a famous actor, too. I watched his TV drama, "Good Luck."
Finally I talk about today's lecture. I studied with Korean and Japanese friends, and that was very fun. Thanks to Mr. Ichikawa for giving me a pretty good shirt. I'm very happy to study here today.

韓医学について

東洋医学と西洋医学にはそれぞれよい点がありますが、韓医学についていうと、主に2つの良い点があると思います。まず、韓医学は全身を診るということ。そして、体の基礎的な部分に焦点を当てるところだと思います。わたしはアレルギー性皮膚炎を持っています。それを治すためにいろいろな治療をしたのですが、あまり効果を得られませんでした。それから、韓方の薬をたくさん飲んでいました。そのときに、症状そのものを治すのではなく、体の全体的な免疫力をあげることで疾病がよくなった覚えがあります。安保徹という人の書いた『免疫革命』という本を読んだことがあります。ここで書かれている話が韓医学のベースの考え方とすごく似ていると思いました。伝統医学は慢性的な疾病のほうに強みを持っていると思っています。

日本人優勝者 金井晶子（群馬大学医学部）

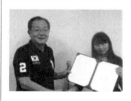

今日の感想

Hello my name is Akiko Kanai. First of all I want to say what I feel about Mr. Ichikawa's lecture. I feel that substances which make body are food. It's very natural, but people forget it, so they, all of us eat Junk food, such as McDonald's or something. But there are many diseases which are not reveal. Western doctors also in Japan struggle to find the cause by examining blood system, organ system and something. But they don't try to know the real reason to make such diseases. For example many doctors maintain the cause is stress. It is very useful word. But I think there is another reason such as food or ingredient or something recently in fashion. So Korean medicine is the subject to give the good opportunity to restart our life-style. So I was very impressed.

代表的韓国人

And next I will talk about Sejong. He is the person who can be seen in bill. He is the old King, and he made the character system of Korea so he is the very famous person. He was the very good King because he managed the politics very well. Also he made a lot of inventions, such as clock, using sun, using water, and wrote guide book about agriculture.
I want to say about this program, in Japan, many television say about bad relationships between Korea and Japan, but all the Koreans I have met were kind, cool, and smart, all of them are very good person. This conference is a good opportunity to communicate and cooperate in medical science. I want to make patients to happier than before with Korean medical students and I hope people in all over the world become happier than ever, so I want to do something to the world in the future.
Thank you very much.

慶熙大学韓医学部研修 2013

3日目 — 韓国の友人たちと意見交換

　最終日は日本チームだけで慶熙大学の韓医師による講義を受けた。中でも印象的だったのは蜂の毒を使った**蜂毒療法**というもので、神経症状の改善で筋骨格系や腰痛、関節炎などに効くそうである。その後どのように薬が作られているか調合しているところを見学させていただいた。独特なにおいが漂っていた。

　また背骨の矯正をする治療の実演を見学させていただいた。背骨が曲がっているとあらゆる臓器障害を起こすそうである。背骨の曲がりによる臓器障害に伴いもの

すごく太っていた人も、この治療に15回通った結果、スタイルが良くなって体重もかなり減ったというビフォーアフターのスライドを見せていただいた。とても印象的であった。実際にレントゲンなしに曲がり具合を手だけで調べる方法を教えていただいた。二本指で背骨に沿って強くなぞると赤くなるのだがそのラインを見れば曲がり具合がわかるそうだ。これによって骨盤も斜めになりその証拠に足の長さが違うことを見せていた。その後の背骨の矯正方法がかなり痛々しいのだが、鉢のようなものを脊椎一つひとつに全体重をかけて押し込んでいた。本当に

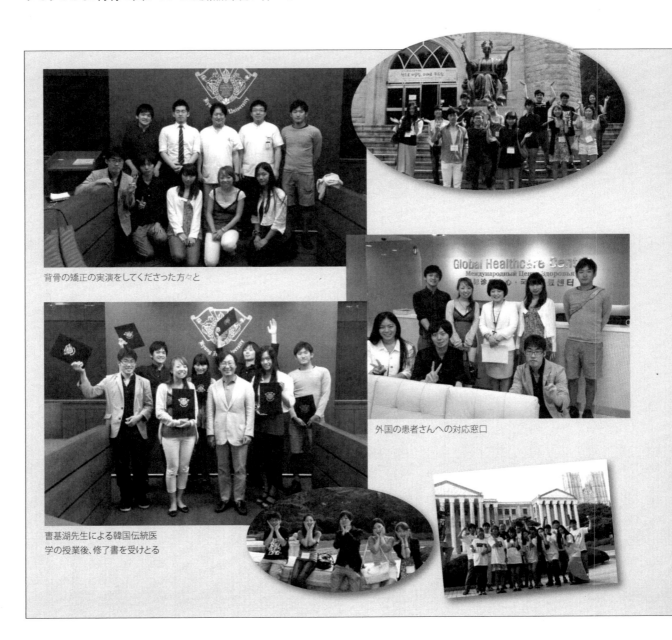

背骨の矯正の実演をしてくださった方々と

曺基湖先生による韓国伝統医学の授業後、修了書を受けとる

外国の患者さんへの対応窓口

曲がっているところはかなり痛みが走るそうである。また
トンカチのようなもので背骨の左右をたたいて直したり、
足を引っこ抜く勢いで引っ張ったりする治療をしていた。
かなり痛々しかった。しかし終わった後には足の長さが
均等になっていた。

　根拠に基づいて治療をする西洋医学に対して、東洋医
学は経験に基づいて治療がなされる。しかし、韓医学は
その東洋医学の要素と西洋医学の要素を取り入れてい
る。経験から見出した手術を行いたくさんの人を救ってい
る。まさに東洋医学と西洋医学の融合を感じた。

　根拠に基づく西洋医学と経験的に治す韓医学がお互
いに協力していけば最強の医療になるのではないかと私
は思う。

市村将

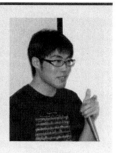

「どんなふうに生きていても人は
後悔する。だけど後悔の総量は
減らすことができる」という言葉
を信じて、20代にできることをし
ていきたいと思います。

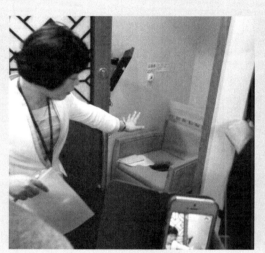

妊婦さんを座らせて下の穴から蒸気を出す

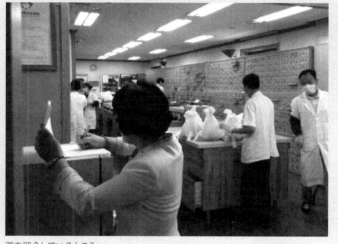

薬を調合しているところ

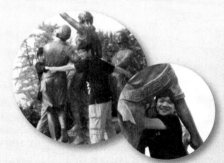

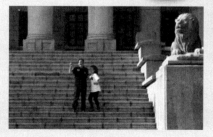

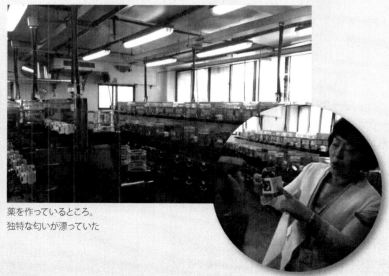

薬を作っているところ。
独特な匂いが漂っていた

慶熙大学韓医学部研修　2013

韓医学発展の礎となった『東医宝鑑』

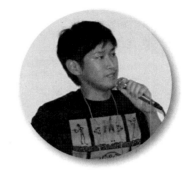

久留米大学医学部　田邊 崇久

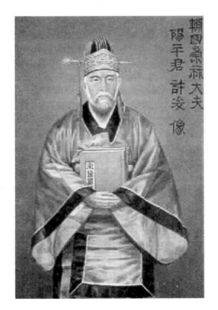

韓医学の基礎は400年前に許浚という人物が編集した『東医宝鑑』という医学書によって形作られた。400年もの昔に現在まで通用する医学の骨組みが作られたということは驚くべきことであり、それを伝統医療として大切に守ってきた韓国の医療者達の努力は目を見張るものがある。

現代の日本の医学は、ほとんどの部分をドイツなど欧米から輸入された西洋医学が占めている。一応「和漢」という日本固有の伝統医学も存在はするが、実用される分野も限られており、あくまでもメインである西洋医学の補助的な役割でしか用いられていない、というのが私の正直な感想である。韓国においても欧米由来の西洋医学はもちろん盛んであるのだが、西洋医学と同時に中国から伝来した東洋医学が韓医学という韓国独自の医学となって行われている。

韓国において、医療制度や医師免許のシステムは西洋医学、韓医学のそれぞれに分かれて定められており、大統領の主治医までもが西洋医学と韓医学とにそれぞれに分かれて決められている。これは医師免許をもつことで西洋医学のみならず、漢方や鍼灸まで行える日本の医療制度では考えられない専門性である。また、一長一短ある西洋医学と韓医学の両者はそれぞれに補完し合っており、患者は両者のどちらで治療を行うか選択が可能である。

難治性の疾患では両方からのアプローチで治療を行うという総合医療のシステムが運用されていることに非常に感心した。西洋医学、韓医学それぞれの既存の医療を効果と安全性が科学的に検証された補完代替療法と合わせることによって、西洋医学または韓医学のどちらかのみでは治療が難しい慢性および難治性疾患に対しての治療効果が期待できるのだという。この「総合医療」のシステムは人口高齢化と難治性疾患の増加という問題に対応するために生まれたものであるという。同じ問題を抱えて久しい我が国にとっても、興味深い話ではないであろうか。

許浚の『東医宝鑑』こそが外来の東洋医学を韓医学へと昇華させた。韓医学が現在の韓国でここまで盛んになったのは、許浚が中国から伝来した東洋医学を、当時貧しい人も多かった韓国でも行えるようにと生薬などを自ら調べて韓国版にアレンジし、東医宝鑑を編集したおかげである。医学は日々進歩するものであるが、その進歩にはしっかりした根本がなければならない。その根本こそが、400年前の許浚および『東医宝鑑』なのである。

慶熙大学韓医学研修に参加して

Lurie Lee（慶熙大学韓医学部）

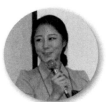

　　日本人が韓国の医学書、それも西洋医学ではなく韓医学の書籍を知っていて興味を持っているという事実に驚いた。また韓医学に対する自負心も感じた。改善すべき点は韓国の学生とは違って日本の学生は講義中に出てくる韓医学の概念などになじんでいないので理解度が低いのではないかと思った。

　　代表的韓国人・日本人についての講義はとても有意義だった。普段の生活で日本の大衆文化に接する機会が多いが、歴史的人物や各階層の現代有名人などはほぼ接する機会がない。この講義を通して普段は知る機会のない日本の文化や人物の情報を得ることができ、関心を持つようになった。

　　長い時間思い出になるような貴重な経験であり、有意義な活動であった。普段は日本人の友達に会う機会があまりなく、会うとしてもちょっとした会話を交わす程度がほとんどである。しかし、このようにお互いの名前を覚え、あだ名で呼んだり、一緒に食事して、同じテーマで討論をしたりする経験は本当に珍しい。心を通わせ志の共有をすることについて、言葉は本当の壁にならないことをこの研修に参加して学ぶことができた。

Jeonghyon Kim（慶熙大学韓医学部）

　　韓医学に関心があって韓国にきている学生なので、基本的哲学である陰陽五行について説明があるとよいと思う。韓医学の知識をクイズ形式で取り上げることは授業という退屈感は軽減されるが、深い内容を伝達するのは難しいので、少し改善すべきだと思った。韓医学的治療方法が実際どのように使われているかに関する映像、治療効果を提示できる資料があると日本の医学生にもっと興味をもって貰えると思った。

　　代表的韓国人、代表的日本人についての授業は、進行方式は楽しくてよかった。もう少し硬い感じだと思っていたが、クイズや映像などを使った視覚的学習で最後まで授業を楽しむことができた。

　　自分が知らなかった日本文化についてよく知ることになり、また両国の共通点と関連性の強さも知ることができた。もともと日本に興味があって日本語はある程度聞き取れるが、自分の関心分野以外は接することがなく、あまり情報を持っていなかったが、広範囲の文化に触れられて良かったと思う。

　　各組別にご飯を食べるほうが皆で学生食堂に行くより良かった。少人数のほうがご飯を食べながら発表準備もできたし、個人的にも親密度が上がった気がする。また、授業では話せなかった色んな話ができて良かった。この時間、韓医学に関しても奥

　深い話ができてよかった。

　　授業が予想より長引いて組別活動時間が短くなったのは残念だった。時間が足りなかった。また、別に韓医学に関して話す時間を毎日持つのも良いと思った。韓医学について語り合う時間が足りなかった。

川合祐美（研修医）

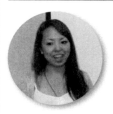

　　To tell the truth, I didn't feel the interest in the lecture because I'd already read the books. However, through the communication with Korean students who are majoring in Korean medicine, I got more interested in Korean medicine. In Japan, as the western medicine is so strong, there are not a lot of people who admit the importance of eastern medicine. As I work as a doctor in Japan, I feel something like discrimination to 整体師 or 鍼灸師. It's not that I want everybody to understand the greatness of eastern medicine, but I want a lot more patients to feel it.

　　We went out to eat and spend too much time there, so we didn't have enough time to discuss.

　　However, we made friends through 2 days so it was easy to exchange our opinions in English which is not the first language any of us here.

　　It is true that we didn't have enough time, but I don't think it's necessary to extend the time.

慶熙大学韓医学部研修　2013

高神大学 Lattice 🇰🇷 ● 講座

日韓テュートリ 2013 夏

Lattice 編集部

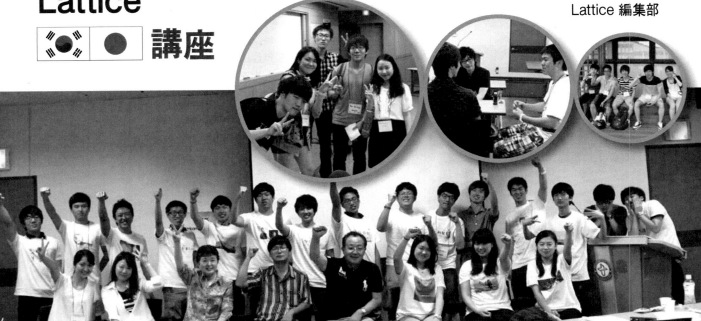

韓国プサンにある高神大学とYMS との交流は2007 年、YMS 一行が高神大学を訪れて以来7 年間続￥いている。この交流がきっかけとなり、日韓の学生同士、学校同士のネットワークも広がってきた。とくに毎年夏の2 泊3 日テュートリアルは恒例行事となっている。

2013年の夏もYMS 生、医学生11 名が高神大学を訪れた。

到着後、まずは、これから2 泊3 日一緒に過ごす高神大学の学生たちと顔合わせ。各自自己紹介した後、高神大学福音病院創設者である張起呂博士の暮らした部屋を見学した。高神大学には今も張起呂博士の奉仕の精神、神への愛が息づいている。

張起呂の部屋を訪れた若者たちはその精神を少しでも感じとることができただろうか。

引き続き、高神大学オク・チョルホ教授による「開発途上国への医療貢献」のプレゼンテーション。高神大学では途上国の医療過疎地での医療宣教活動を長年行っており、これまで Latticeでもフィリピン、中国での医療活動に同行取材している。オク先生はプレゼンテーションの中で、白い紙を使い「国際貢献にはきれいな白紙のような若いころに取り組むべきだ。年を取りしわくちゃの紙のような状態になってしまってからでは難しい」と話し、若い学生たちの心をとらえた。

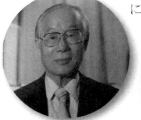

張起呂博士の
部屋を見学

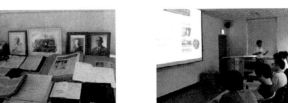

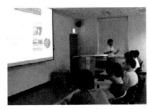

オク・チョルホ先生による講

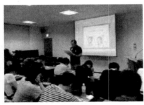

YMS代表市川による講義

その後、グループ分けとテュートリアルの説明。夕食では韓国料理に舌鼓をうちながら、日韓の交流を深めた。

2日目。この日は朝からYMS代表市川による講義。テーマは「代表的日本人vs 代表的韓国人」。数多くの歴史小説を残した日本の作家司馬遼太郎と韓国の考古学者朴天秀、日本の詩人金子み

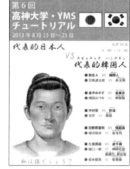

講義テキストの表紙

すずと韓国の詩人金素月、日本の医師中村哲と韓国の医師許浚、など、さまざまな切り口から代表的な日本人と韓国人を比較し、クイズ形式で紹介していった。

そして、テュートリアル。今回の課題は講義内容を受けて、「代表的日本人と代表的韓国人」について発表した。

発表の後は、産業医大の吉井千春教授による講義。「私が歩んできた道―日韓友好―」と題し、韓国でのシンポジウム参加や共同研究など、医師として取り組んできた日韓友好の活動についてお話しされた。

表彰式は夕食をとりながら行われた。3日間という短い間ではあったが、各々忘れられない思い出を作った。慣れない英語での発表は大きなプレッシャーではあったが、相手の考えを理解しそれを発表するという試みにより、日韓の若者たちの距離はいっそう縮まったと思われる。

課題1 代表的日本人について

日本人は代表的日本人、韓国人は代表的韓国人について、なぜその人物を代表的な人物と考えるのかを2分程度の英文(200語程度)にします。

お互いにペアの相手に自分の考えをできれば英文原稿で渡し、それを基にしてよく話し合います。

発表する際は、ペアを組んだ相手の内容を発表します。

日本人は代表的韓国人について発表します。(2分200語の英語発表)

そしてペアの人の考えや人となりについての感想を述べます。

(1分100 単語の英文または300 字の日本語の発表)

課題2 自由発表 研修の感想

講座の内容の感想や研修の感想、どんな医師になりたいかなど自由な発表を行なってもらいます。(2分200

単語の英文または600字の日本語の発表)

課題1の2分は、全員必ず英語でやります。

課題1の1分の感想は、出来れば英語で、自信がない人は、朴貞境氏の助けを借りて母国語でやります。

課題2の2分も、出来れば英語で、場合によっては通訳が助けます。

● 第6回 YMS Lattice 講座 スケジュール

日付	時間	プログラム
8月23日（金）[1日目]	8：00	成田空港集合
	10：00～12：15	成田空港→金海空港
	12：45～13：30	金海空港→福音病院・福音病院
	14：00～14：15	生徒自己紹介
	14：15～15：00	張起呂博士の映像と先生の部屋見学
	15：00～16：00	オク先生講義
	16：00～18：00	組分け・組別交流会
	夜	夕食
8月24日（土）[2日目]	朝	朝食
	9：00～12：00	市川講義
	12：00～13：30	昼食
	13：00～16：00	チュートリアル準備
	16：00～17：30	チュートリアル発表
	17：30～18：30	産業医科大吉井先生講義
	夜	夕食・表彰会
8月25日（日）[3日目]	9：00～	自由時間
	12：00	金海空港に集合
	14：00～16：00	《帰国》金海空港→成田空港

産業医大・吉井千春先生

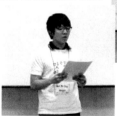

韓国側優勝者Park Hasung君は2年連続の参加となった

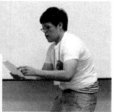

日本側優勝者の春田侑亮君。張起呂博士を熱演した

Ha Sung Park（高神大学）

張起呂博士の生涯と精神は高神大学の学生として持続的に接し、学ばなければならないことだと思う。彼の生涯に関する映像や本、また教授からも色々と話を聞くが、聞くたびに違う感動をもらいます。もう一度彼の話を聞くことができよかったです。また、彼の部屋に入ったのも大変光栄でした。そして、我が病院の広報映像も印象深かったです。病院に対するプライドを持つことのできる機会となりました。

市川先生の講義を1年ぶりに聞きました。先生は変わらず元気良く、情熱を持っている方でした。去年とは違った内容で、新たにたくさんのことを学ぶことができました。人それぞれの人生について考える機会をくださった市川先生に心から感謝します。

発表のテーマは、去年より今年のほうが個人的に印象深かったです。自分の尊敬する人物を決めてその会話を通して討議する時間はとても意味深く、大切でした。

私が尊敬するチョンジュヨン会長を紹介することができて嬉しかったです。また、日本の偉大な人物についても知ることができて有意義でした。お互いの感想を共有したためチーム全体がより仲良くなった気がしました。お互いの考えを述べ、未来について語り、自分のmotto を話す過程でお互いを尊重できるようになったと思います。このような貴重な機会を下さってありがとうございます。

Young Sub Shin（高神大学）

高神大学の講義では、日韓交流と今後両国の医者がどのような方向に進まなければいけないかについて話してくださった。特に日韓の医者がアジア全体の保健、特に開発途上国の保健のために頑張らなければならないとおっしゃった点が印象深かった。

YMSの講義では、日本人VS韓国人というテーマで日韓の代表的人物を紹介し、文化を比較する時間を持った。市川先生は講義の準備もたくさんされていて、面白い景品を用意してクイズもして、色んな動画も見せてくださった。講義を聴いて感じたのは日本人と韓国人はそんなに違わないということだった。昔からの交流があって人種の根っ子もあまり違わない。いま日韓関係が余りよくない時期であるからこそ、このようなプログラムを通してお互いを理解していく必要性を強く感じた。

朝田英理子（筑波大学附属高校卒業）

これからの医療の発展には、日本と韓国が協力していくことが大切だ、ということをオク先生の話を通して再認識することができました。それぞれの文化や言語に違いはあるけど、これからの医療を支えていくために、私たち学生から大人の医師まで様々な形で交流していければいいなと思いました。

テュートリアルでは、自分の原稿を書いていくのでせいいっぱいだったが、ペアの子に自分の主張、感じたことを伝え、それに共感してもらえて、すごくうれしかったです。韓国の偉人については全く知識がなかったし、正直韓国に来るまでは興味があまりなかったけど、自分の友達が一生懸命英語で説明しているのを聞いて、興味がわいたし、韓国についての印象も変わりました。

曽根久智（滋賀医科大学）

自分は将来日本以外の国でも医療に関わっていきたいと思っており、これまで日本でも何度か講演会に参加するなどして、保健教育の重要性を知っていた。今回のオク先生のお話で韓国人医師からの視点をうかがうことはすごく良かった。そして、似たビジョンを共有していることはなんだかこれから先の活動をするにあたって心強かった。テュートリアルで、英語で話す機会がこのようにあったことはみんなにとってすごく貴重な経験だったと思う。春田君の発表は誰にでもまねできるわけではないことをしていて本当にすごかったと思う。これから韓国の友達との絆もどんどん深めることができたらと思う。

Lattice2006年記事を
7年後KBSが取材
「愛の原子爆弾」
孫良源

2007年、YMSが高神大学を訪問するきっかけを作ったのは、一人の牧師だった。2006年、中村哲医師の足跡を追うという目的で韓国・麗水にあるハンセン病療養施設「愛養園」を訪れたYMS一行は、ここでハンセン病患者のために献身していた孫良源牧師の激動の人生に衝撃を受け、Lattice2007で特集を組み孫良源を紹介した。孫良源の生涯を調べるうちに、彼が働いていた高神大学の存在を知った。まさにLattice「日韓共同プロジェクト」の原点ともいえる人物なのである。

2013年12月25日、韓国KBS放送にて孫良源牧師を追ったドキュメンタリー『死より強い愛 孫良源』が放送された。この番組に日本の「孫良源研究学者」として登場したのが、なんとYMS代表の市川、そして通訳としてともに麗水の「愛養園」を訪れた田炳斗(ジョンビョンドゥ)牧師である。

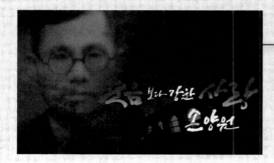

クリスマス特集『死より強い愛 孫良源』

暗黒の時代、星のように輝く一人の人物がいた。
時代の救いを信じた人。
世の中の底辺に生きるハンセン病患者を愛した人。
息子を殺した犯人まで愛した人。
彼の人生が終わるところで
愛は輝く遺産として残った。

企画意図

孫良源、彼の名前は愛の象徴である。

ハンセン病患者の父と呼ばれた孫良源の人生から3つの絵を想起する。

家族にさえ捨てられたハンセン病患者の傷口から膿を吸い出している1つ目の絵。自身の息子を殺した犯人を養子として受け入れた2つ目の絵。そして、日帝植民地時代、神社参拝に反対し獄中生活の苦しみを味わい、人間が起こした戦争地獄の中で信仰人として命を全うし、殉教者の道を選んだのが3つ目の絵である。

あたかも本当の愛はこのようなものだと見せるように、彼の人生は自ら"愛"を完成させていく過程そのものであった。

豊かな世の中の片隅で影のように深まっていく貧困と疎外…。

すでに救いの夢を抱かない人々。

そして、ある人を、ある時代を救う"愛"とはどういったものであろうか？

この番組は、愛と救いの意味を考えるクリスマスを迎え、一生を"愛"で埋めつくした殉教者・孫良源の人生と死に照明をあてた。

また彼が48歳の若さで殉教するまで、極限の悲痛を受け

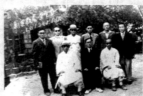
1948年愛養園、
孫良源と会員達

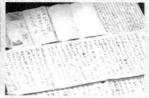
孫良源の獄中手紙

止めながら見せてくれた人間的苦悩や省察の痕跡をたどり、現代を救済する愛の本質について問いかける。

主な内容

● 神話になってしまったある一人の死

孫良源は1902年に生まれて1950年まで短い人生を生きた。自分と行動を共にしたハンセン病患者を置いて逃げられないと判断し、愛養園を守った。朝鮮戦争の嵐に巻き込まれた残念な死だった。48歳の若い死に皆が悲しんだ。しかし今日、多くの人は孫良源の人生と死についてよく分かっていない。彼を記憶する人にしても理解し難い彼の功績に対してイエスの心を持った聖者だと称えて、高いところに置いたままで神話化しているのではないかと思う。しかし実際には孫良源がいた場所は、世の中のどん底にある陰鬱で鄙びた所であった。

● 救いはどのように来るのか?

殉教者。ハンセン病患者の父。仇敵を愛した人。 孫良源を説明するこれらの言葉は崇高であり、その重さゆえに彼との距離ができてしまう。日帝植民地時代に神社参拝をしないからといって民族主義者であるというのも、朝鮮戦争の当時に人民軍に殺されたからといって彼を反共主義者として見なすのも単純すぎる解釈である。孫良源が生きていた人生の幅と深さは、それを超えるものであった。イデオロギーのメガネをはずして人間・孫良源としての功績と内面を見つめるときにこそ彼が見せてくれた愛の意味が本来の色を戻せるのではないか?どこにも偏らずただ神の方にいた人。孫良源が夢見た時代の救いは理念ではなく、世の中の底辺の鄙びた場所に臨む人生、'愛'そのものであった。

● ハンセン病患者に対する愛―君は十字架を背負うことをいとわないように

「イエスを信じるとば'私'を殺すことです。完全に私を捨て去ることです。それが信仰の基本なんです。 孫良源はまさにそのままに生きた人じゃないですか」―パンジイル(103)元老牧師(孫良源 の平壌神学校1年先輩)

「子どもに対してもできない、兄弟に対してもできない。ましてやハンセン病患者の傷口を口で吸い出すなんてできないです。他の人はできません。自分の両親でも子どもでもできませんよ」―キムパンイム(87)お婆さん

「今も静かに座ってお祈りをするときに、我が牧師先生が私たちハンセン病患者に見せてくれた愛を考えると、いつ牧師先生に会えますでしょうか?と自分も知らずに言葉が出ます」クォンお婆さん(91)

貧しい農家の息子として生まれ、苦学して日本東京の巣鴨中学校に留学した朝鮮の青年。彼が支配者の国で見たのは何であったか?自国に帰ってきた彼は神学の勉強を続けるとともに、神社参拝の反対運動と巡礼者のような牧会を始めた。1926年釜山のカムマンドン教会でハンセン病患者に接し、彼らのための人生を思い描いた孫良源は平壌神学校の卒業後麗水愛養園に赴任した。そこにもハンセン病の患者がいた。世の中で一番の底辺で苦しくうごめく人達。 孫良源の愛は暗闇に負けない光のように彼らの心に染み込んだ。獄中での数年間を除いて殉教するまで愛養園のハンセン病患者と人生をともにした孫良源。彼は信念を守りながら、自分の人生を歩んでいたが、彼の人生はまさに許しと愛、救いそのものであった。

● ある殉教者が残した輝く遺産"愛"

1948年10月に起きた麗順事件で 孫良源は二人の息子を失った。悔しくて切ない死だった。しかし、阿鼻叫喚の殺傷と復讐の中で孫良源は自分の息子を銃で撃って殺した青年のために救命運動をし、やがてその青年の命を救って養子として迎え入れた。普通の人なら理解し難い孫良源の行動は当時の同じ信仰人にも衝撃的なことであった。そして2年後、朝鮮戦争がおきて避難を勧められるが、孫良源は愛養園の患者たちを置き去りにして逃げることはできないと教会に残り命を失ってしまう。全ての人生を"愛"で押し通した人。そして彼の魂はついに天国に行ったのか?彼は人生の最後まで愛で救う魂、愛で救う時代を夢見た。

孫良源、今こそ彼の人生と死が残しだ"愛"という遺産が我々の中で生き返る時である。

番組制作方針と特徴

孫良源の人生で見つけたあたたかいクリスマス童話

たった60年前にこの世を去った人物であるが、孫良源の映像資料は何枚かの写真のみだった。そのため、制作陣は彼の人生を効果的に伝えるために長女の孫東姫女史の回顧録と生存者の証言を通して彼の逸話をTV童話のように挿画で再構成した。特にハンセン病患者の間であった感動的実話は愛の力が何かを見せてくれるあたたかいクリスマス童話になると思う。

孫良源の人生をありありと語る最後の証言者達

企画段階で制作陣の悩みは孫良源の人生を証言してくれる生存者を探すことだった。特にハンセン病患者と共に生きた孫良源の姿、最後の殉教状態に関する証言が切実だったが、大半の証言者は高齢で既にこの世を去っていた。しかし、撮影が始まり、番組制作のニュースが伝わると、驚くことに貴重な証言者が現れ始めた。麗水の愛養園には孫良源に直接洗礼と学習を受けたハンセン病患者数名が生存していて、当時の学校書類と住所を追跡した結果、孫良源の二番目の息子の友人であり、孫良源の最後の殉教の状況を目撃した一人の証言者も見つかった。また、ニューヨークで孫良源の二人の息子が麗順事件で犠牲になった現場を目撃した人物のインタビューを撮ることができた。証言者達が皆高齢であることを考えると孫良源に対するドキュメンタリー制作がもう少し早まっていればよかったと残念に思う。

孫良源とハンセン病患者の生活に関する証言:キムパンイム

（87）、クォン某(91)、イドンフン(83)

孫良源の殉教現場の目撃者の証言：キムソンス(73)

麗順事件当時、孫良源の二人の息子の殉教状況に関する証言：ナゼミン(83)アメリカニューヨーク居住

● 傷を背負った少女を探して
─苦痛と治癒の過程を案内するプレゼンター、「練炭の道」の作家イ・チョルファン氏

"イエスの心"を持った男と呼ばれた孫良源。しかし、信念を通す彼の生き方の反面には深い傷を抱えている娘がいた。思春期に二人のお兄さんを失った娘は殺人犯を許した父を理解できなかった。その傷が癒えないうちに、父まで殉教してしまい、彼女は神を恨むまでに至った。この番組は孫良源の娘孫東姫女史の回顧録を基にストーリーを展開し、傷ついた少女の苦痛とその治癒の過程を視聴者に案内する。プレゼンター役割はベストセラー「練炭の道」の著者である作家イ・チョルファン氏が担当した。

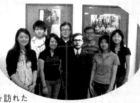

2006年に麗水の孫良源記念館を訪れた

● 日本で探した 孫良源の足跡

日帝植民地時代、父孫宗一の三・一独立運動が原因でソウル中東中学校を退学させられた。孫良源は袋小路に入り日本への留学を決めた。彼が通った東京の巣鴨中学校を訪れた制作陣。戦争のせいで当時の記録は残っていなかったが、孫良源の人生を研究するある日本人学者(YMS代表市川剛)を通して彼が通った東洋宣教会の跡地を探すことができた。そして、孫良源が日本留学のときに感銘を受けた中田重治の影響についてインタビューした。

演出者のことば

私達は　孫良源をどのように記憶していますか？日本に抵抗して神社参拝を拒否した独立運動家、ハンセン病患者の親友、或いは殉教した二人の息子の死体を前にして殺人犯を許して養子として受け入れた聖者それが全てではないことを願います。過ぎ去った時代の聖者や偉人ではなく、今も生きるものとして、孫良源の愛を見直して欲しいと思います。

● 番組ホームページはこちら

http://office.kbs.co.kr/cyberpr/archives/91014

因縁と感慨　田炳斗(ジョンビョンドゥ)

愛の原子爆弾と言われる孫良源牧師は、韓国のクリスチャンであれば誰でも親しみを感じ、牧師としては憧れの先生でもあります。私個人的には彼の波乱万丈の人生が、まさに殉教なさった私の祖父の人生と重なる部分が多くて、自分の祖父のように思ったこともあります。

その思いの中、日本に来て5年目の2006年の夏、うちの教会の会員であり、YMSの学生であった豊島のぞみさんの紹介でYMSの市川剛さんに出会いました。その目的は孫良源牧師の調査のため、YMSが麗水に行くので、協力者として私が同行してほしいということでした。当時この提案は個人的に憧れの人だったし、彼の愛の働きを同じように実践しようと心がけていたので、あまりにも嬉しくてたまりませんでした。その出会いと麗水への旅、その時の感動はいまだに覚えています。

そして7年の年月が経って、2013年に韓国のKBSが孫良源牧師のドキュメンタリー番組を制作するのに、私が携わることになって驚きました。これは因縁とか、運命とも言えるが、キリスト教の用語では神の摂理と言います。神様の導きは本当に驚きで、不思議に思いました。

孫良源牧師、彼の愛の人生、そして殉教、私は彼の死と関連して大切な原理を一つ学びました。それは、死というのは呪いではなく、祝福であることを、すなわち、短い人生でも意味ある死を迎えたのであれば、それは祝福であることを学びました。彼の人生は48年間の短い人生で、それも苦難の連続でした。しかし、ほとんど傷のない愛の人生を生き抜いたのです。だからできれば、もっと長生きしてほしかったのですが、神様の判断は48年間だったのです。そこまでが彼の最善でした。もし孫良源牧師がその時に死ななかったら、その後の人生がどうなったかは誰も知りません。一般の人間性を見れば、罪によって堕落したかも知れません。しかし彼は48年間を通して、神様の全ての計画を成し遂げました。だから孫良源牧師にとって死は呪いではなく、神様からの祝福のプレゼントでした。そして復活が待っていたのです。彼は今も生きています。

私は彼の人生を通して、今日一日を呼吸しながら生きることも死ぬことも、どれほど感謝すべきことかを、また人生には理解できない運命、因縁という神様の摂理があることを悟りました。最後に、ヘレンケラー女史の言葉で締め括りたいと思います。「今我々が最善を尽くすことが、他の人に信じられないある奇跡につながることもある」

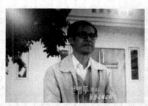
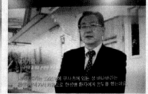

KBSドキュメンタリーの出演シーン

西洋医学 × 韓医学 遠隔授業

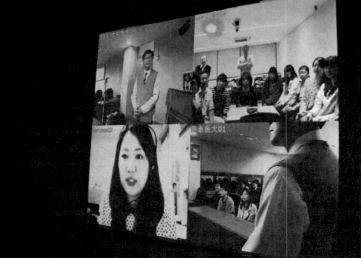

2009年から始まった高神大学との遠隔授業

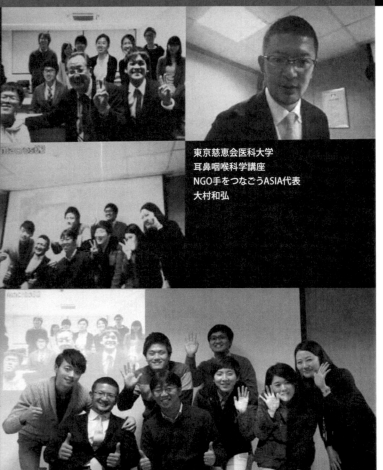

東京慈恵会医科大学
耳鼻咽喉科学講座
NGO手をつなごうASIA代表
大村和弘

Lattice日韓共同プロジェクトの中心をなす企画の一つである「日韓遠隔授業」。2013年、この授業で新たな取り組みが始まった。「医療を通じてアジアを一つに」をテーマとする日韓共同プロジェクトが新たな一歩を踏み出した。

「西洋医学と東洋医学の比較授業をやったら面白くない?」

2012年11月に、韓国での講演の反省会での、一言である。この何気ない一言から今年はこんなにもわくわくする授業が韓国で出来るとは思っていなかった。

私は、以前よりLatticeで取り上げられている日韓の学生たちをつなぐ授業を、遠隔システム(インターネット回線を使用した会議システム)を利用し行っている。遠隔医療システムそのものに関しての記述は、今回は控えるが、端的に言うと、これからのGLOBAL化に伴う教育シーンはもちろんのこと、医療システムにわたるまで、重要なKEYになると考えている。

そもそも遠隔医療システムに興味を持ったのは5年前からである。

ミャンマーをはじめとしたアジア諸国で、国際協力をやっている際に「医療サービスの届かない場所にどうやって医療を届けるべきなのか?」という問題に直面していたからである。

遠隔医療とは、この問題を解決してくれる一つの方法である。特に手術などを中心とする技術系のサポートに関しては、手術前、手術中、手術後の3つのフェーズで患者や現地医師と連絡をとらなければならないので、必要不可欠となる。

私の所属している東京慈恵会医科大学耳鼻咽喉科講座でも、3年前より臨床研究として耳鼻科としては日本で初めて、遠隔医療システムを取り入れて、実用化を目指している。遠隔医療システムの運用に関しては、株式会社マクロス

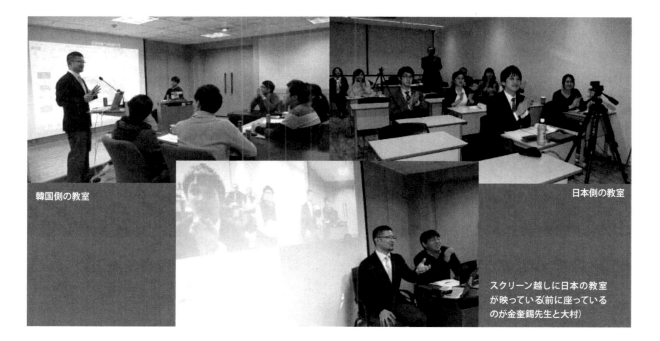

韓国側の教室

日本側の教室

スクリーン越しに日本の教室
が映っている(前に座っている
のが金奎錫先生と大村)

ジャパンの河本社長に相談させていただき、機材に関しては(株)ユープロダクションのKIZUNA VISIONを使わせていただいている。

　韓国との授業の話に戻る。

　2009年より釜山の高神大学病院の医学生中心に、遠隔システムを使った授業(遠隔授業)を行っている。加えて2012年には韓医学の総本山とも言える、慶熙大学校での授業の機会も頂くことが出来た。西洋医学とは別のコンセプトで健康を考えている韓医学の大学で、せっかくやるなら何か面白いことが出来ないか?という話し合いの中で、冒頭の企画が持ち上がった。

　内容は簡単に言うと、模擬患者(実際の患者情報を紙にまとめたもの)の診察を韓医学的なアプローチと西洋医学的なアプローチで学生達に行ってもらい、お互いの診察アプローチ方法や着眼点の違いを比較することによって、相互理解を深めるという目的である。

　この授業を、韓国と日本をインターネットで繋ぎ、遠隔授業とした。

　韓医学サイドの協力者は、慶熙大学国際韓医学教育院の曹基湖教授監修のもと、私と同い年の皮膚・耳鼻・悪性腫瘍を専門としてやっている金奎錫(キム・キュソク)先生にお願いすることとなった。

　通訳は医療通訳の資格のある朴貞境氏にお願いした。実際の授業の内容は、セッション6まで分かれており

セッション1	事前情報からの鑑別診断、鑑別の為の診察、検査計画　15分
セッション2	問診 15分
セッション3	身体所見 15分
セッション4	検査所見 10分
セッション5	治療 10分
セッション6	韓医師・西洋医師から説明　15分×2 = 30分

　上記の内容を、韓医学チーム(韓国)と西洋医学チーム(日本)に分けて、実際に医者が患者を診察するような形で、ディスカッションをし合うという内容である。

　時間もこのように予定したが、結局それぞれのセッションが盛り上がり、かかった時間は2倍の4時間以上だった。別のタイミングで詳細を述べるとしても、結果的に、韓医学と西洋医学のアプローチの違いが予想以上にはっきりとわかりやすくなり、非常に面白い経験となった。引き続き、症例を重ねてまとめて発表を出来ればと思っている。

　最後に、1年前に内藤隆嗣監督と朴貞境氏と私の3人で思いついたこの企画を実現させてくださったYMS市川代表及び慶熙大学国際韓医学教育院の曹教授に心から感謝の気持ちを述べたい。

　来年の授業が待ち遠しい。

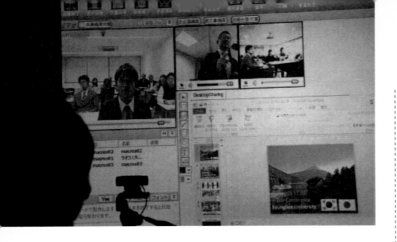

遠隔鑑別診断　参加者の声
昭和大学医学部　伊藤玲哉

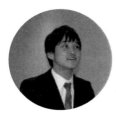

● 英語でレクチャーを聴くことに抵抗はありませんか？

正直、だいぶ抵抗がありました。英語での内容は2割くらいしか理解できてないような気がします（笑）。

● どういったことに抵抗がありますか？（内容が理解できない、自分の英語が伝わるか心配、など）

英語に関しては、自分の力不足ですが日常会話もギリギリなので苦労しました。医学用語を聞き取り、自分の医学知識を正確に説明することができる医学生は、周りを見てもほとんど居ないように思います。大学では英語の試験もありますが、国家試験では英語は1、2問程度しか出題されないため、医学英語ができなくても国家試験はクリアできてしまうので、ほとんどの医学生は海外志向がない限り、自分で勉強するしかありません。通訳がいないと壊滅状態でした（笑）。

● 次にやりたい分野（疾患）があれば教えてください。

韓医学が全身疾患を得意とするなら、全身的な疾患である膠原病や内分泌系ができたら面白いと思います。あとは癌（腫瘍）に対する治療方法も、もし韓医学的なアプローチの方法があれば興味があります。

● インターネット会議に関して、良いと思うこと、悪いと思うこと、教えて下さい。

向こう側の声の聞き取りやすさは、マイクの位置を調節することで解決できていました。話す人は、マイクに近づいて（またはマイクを近づけて）話せば声ははっきり聞こえます（言語を理解できるかは別問題ですが笑）。時間差も無かったので、音声は問題ないかと思います。

あとは質問タイムのときに、両方で次々に質問が飛び交ってしまい、どのタイミングで話せばいいのかが難しかったです。手をあげて指名された人が話すという方法を取っていましたが、画面を通すとちょっと見づらかったです。画面の見やすさは、静止画は十分な画質があったと思いますが、動画になると全くと言っていいほどできていませんで

学生たちの診断

今回初めての取り組みとなった日韓遠隔鑑別診断。西洋医学を学ぶ学生と、韓医学を学ぶ学生は、どのような観点から診断をしたのだろうか。その一部を紹介したい。

> Case
> 患者は、26歳女性。1週間前から鼻水が出て、鼻閉が出現。それと共に、左の前頭部が痛い。年に3回位このような症状があり、抗生剤を飲んでは、改善するも、少しずつ頻度が増え、鼻閉の症状も強くなって来た。

このようなケースから、日本チーム、韓国チームそれぞれ、①事前情報からの鑑別診断、②問診、③身体所見、④検査所見、⑤治療の診断をした。（紙面の都合でここでは①と⑤のみを紹介する）

① 事前情報からの鑑別診断

〈日本チーム〉
慢性副鼻腔炎の疑いが強い。
他に、アレルギー性鼻炎、鼻中隔湾曲症、肥厚性鼻炎、念のため悪性腫瘍を疑う。
〈韓国チーム〉
一週間前から鼻水鼻づまりということで、韓医学の病名では傷寒病になっているのではないか。韓医学では病気を8つのカテゴリに分ける。（寒、熱、虚、実、陰、陽、表、裏）

した。ネット回線の工夫は必須だと思います。可能であれば、一体感をもっと出すために、韓国側の人の一人ひとりの顔がもっとはっきり見えたらよかったかな、とも思います。

● その他、鑑別診断に参加してみての感想をお願いします。

　鑑別診断を西洋医学と韓医学の双方からの視点で考えていく、という企画だったので、患者情報に関する質問タイムのときに、なぜその情報が聞きたいのか理由を付け加えて欲しいです（たとえば、家族歴を聞くのは、遺伝性の疾患を除外するため、など）。あとは双方の質問内容や考え方がわかるように、黒板やスライドに付け加えていって一覧を見られるようにできると、全員の理解度の向上や、聞き逃した質問がわかりやすくなると思います（実際、大学のPBLでは司会の他に、書記という係を決めてから行います）。

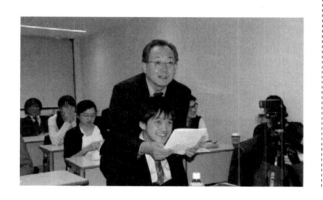

遠隔授業を終えて―通訳の立場から

慶熙大学国際韓医学教育院　朴貞境

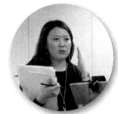

　一見対立しているように見える西洋医学と東洋医学（韓医学）ですが、今回の遠隔セミナーに参加した日韓学生の目的は一つでした。患者さんを助けること。

　各領域で学んだ専門知識を生かして議論を行う韓国人学生（韓医学部）と日本人学生（医学部）の姿はとても微笑ましかったです。同じ課題に対するアプローチの仕方も様々で、それぞれの質問ポイントを拾っていくうちに西洋医学と東洋医学の特徴がよく理解できるセミナーになっていたと思います。

　インターネットで作られた空間には国境も国籍もありませんでした。お互い勉強する姿勢で、一緒に笑ったり、質問の競争が起きたりして、画面や国境を越えた一体感を感じることができました。普段から国際業務に携わっている私にしても斬新な企画であり、通訳としてやり甲斐を感じる瞬間でした。

　来年はもっと参加者の皆さんに満足度の高いセミナーを作れるように努力したいと思います。どうぞ宜しくお願いします。

同じ鼻水でも色が黄色だと熱に関する病気、鼻水が透明なら寒に関する疾患と考える。12の経絡の中で前頭部に関係するのは陽明絡という脈、ここに関する部位に疾患が生じていると考えられる。

⑤ 治療

〈日本チーム〉
鼻の中にポリープ（鼻茸）があって、それが副鼻腔をふさいでしまい、副鼻腔の中で炎症が起こってそれが長引いている。そのため、まずは原因を除去するのが治療の根本。マクロライド系抗生物質を3か月、少量投与。

〈韓国チーム〉
表面的な部分と内面的な部分で判断をする。ポリープが大きくなっていて頭痛を長く持っているということで表實熱證という判断をする。
症状が長びいており、汗を出した後に疲労感、消化が良くない、心窩部に圧痛、大便が緩い、ということから、胃脾臓の気虚と判断。韓薬を処方。
韓医学では舌の状態を重視しているが、歯痕と白苔がある。表實熱證を治すために12経絡の中で手の陽明大腸經、手の太陰肺經に鍼の治療をしてその熱を出していく。
鼻の両側につぼがある。そこにも鍼の治療を行う。
（どこかに熱がたまっている。脾臓と胃臓に熱がない。気を追加するためには薬、熱を出すためには鍼を使う）

西洋医学×韓医学　遠隔授業

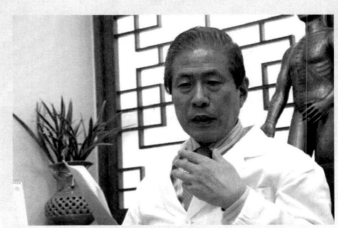

慶熙大学韓方病院の柳逢夏院長

よくわかる韓医学

『KBS 東医宝鑑』

日本語版出版

—世界の至宝を日本で出版しました—

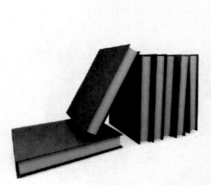

YMS代表　市川剛

2011年の春、東医宝鑑関連書籍を求めて1週間ソウルの街を彷徨った。慶熙大学韓方病院柳逢夏院長を取材するにあたり、韓医学の聖書『東医宝鑑』がどのように現代の韓医学において使われているのか知りたかったからだ。

一日は永豊文庫、一日はBANDI & LUNI'S、一日は教保文庫、と鍾路の本屋で暮らしてみると、東医宝鑑関連書籍が星の数ほどあることを知り絶望的になっていた。そんな時に写真と資料の多い『KBS 東医宝鑑』を発見し、その場でこの本だけは理解したいと強く思ってしまったのだ。

韓医学はど素人、韓国語は幼稚園レベル、そんな私を発奮させてしまう本、"袖すりあうも多生の縁"について書かせてもらう。

中村哲医師が導いた心医・許浚

　中村哲先生は、アフガニスタンのために30 年貢献している医師である。医療貢献から始まったが、今は用水路建設、農業の支援、新しい農村づくりと、60万のアフガン人のために献身している。私は医学部専門の予備校YMSを30年運営しているが、常々YMSの生徒たちに「中村哲医師の跡を継いでくれ」と言い続けている。

　2006年夏、中村先生がハンセン病の研修をしていた麗水の愛養園病院を訪問し1986年当時の中村先生の痕跡を探したことがある、麗水の海鮮料理屋で韓国人牧師に「牧師様、中村哲医師のような医師は韓国なら誰ですか?」と尋ねた。牧師はセ

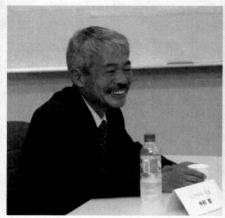

中村哲医師

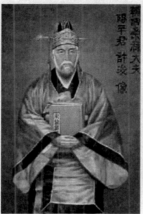

医聖・許浚

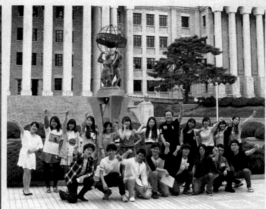

慶熙大学でのテュートリアル

よくわかる韓医学『KBS東医宝鑑』日本語版出版

ンナッチを勧めながら「マウム　ウィサ　ホジュン(心医許浚)」と言った。牧師に勧められたセンナッチ(生きたタコの足)が、喉元に吸い付きあまりにも苦しかったので、ホジュンの名は骨身に沁みた。

　その後2007年に、中村哲医師の現地主義(アフガニスタンの現地材料を利用すること)と許浚の現地主義(郷薬を多用すること)について、雑誌で特集を組んだ。

慶熙大学韓方病院長に褒められる

　2011年の春、慶熙大学韓方病院柳逢夏院長に初めてお会いした。許浚を研究したのが2007年で、東医宝鑑が世界記録遺産に登載されたのが2009年、そのタイムラグについて妙に感心して頂いた。

　「世界記録遺産に登載されてから取材したのならわかるが、日本人がなぜ登載前に取材したのか…不思議だが素晴らしい記事だ」

　私は、まさか麗水のセンナッチに吸い付かれ苦しい思いをして、それが原因で東医宝鑑と出会ったとは言えなかった。

　その後、日韓学生交流の提案を慶熙大学に受け入れられた。日本人の西洋医学を学ぶ学生VS韓国人の韓医学を学ぶ学生での2泊3日英語テュートリアル交流、2重の壁があって難しいかと考えていたが、案ずるより産むが易し、2年連続の交流は無事終了した。麗水のセンナッチ様に感謝である。

KBSとの長い長い交渉

　運命的な本 『KBS　東医宝鑑』に出会い、2011年の

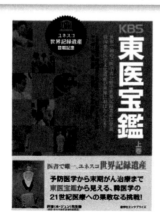

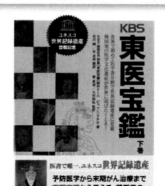

KBS東医宝鑑
（上・下巻）

ヒョ・マンソクPD 編著
市川剛／朴貞境 翻訳
吉基湖／大村和弘 監訳
産学社エンタプライズ
各1890円 （税込）

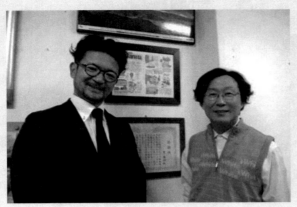
曺基湖先生と大村和弘先生

夏に翻訳出版の希望をKBSに申し入れたが、KBSはけんもほろろに断ってきた。

「世界中の出版社から、英語訳、日本語訳本を出したいという申し入れがあったが、全て断っている。どこの馬の骨かもわからない人は、論外である」と。

韓国政府とKBSが秘密の盟約を結び、韓医学の世界進出を計っているに違いない。この本の内容には、アメリカや日本に秘密にしておかねばならない何かがある…。この時の私の妄想が、例え韓国語が幼稚園児レベルであっても、翻訳するという暴挙を推進させた。丸一年かけて上巻の二章までを独力で翻訳した。

慶熙大学の韓医学研修・日韓学生交流が終了した後、KBSが会ってくれるという僥倖が舞い込んだ。

10回打って倒れない木はない(열 번 찍어 안 넘어가는 나무 없다.)

10か月後のKBSの豹変は、YMSのソウルスタッフ、朴貞境氏の活躍も大きかったに違いない。

最強日韓翻訳チーム結成

2011年5月から一人で始めた翻訳は、2012年からYMSのソウルスタッフが加わり、本格化していった。出版社の産学社のアドバイスにより、監修を慶熙大学国際韓医学教育院院長の曺基湖先生と、東京慈恵医大の耳鼻咽喉科の大村和弘先生にお願いした。

韓医学、西洋医学、日本語、韓国語、全てを押さえていなければ、KBS東医宝鑑を日本に紹介できなかった。

その意味で、日韓の4人のチームワークが本の質をぐんと高めた。KBS東医宝鑑の韓国語版のミスは、小さいものを含めて上下巻で100を超えており、その修正をしたという点でも、日本語版の意義は大きいと考える。KBS東医宝鑑のキャッチコピーを"よくわかる韓医学"としたが、それに相応しい出来栄えと自負している。

韓医学の日本への紹介と言えば、我々の名があがるよう、最強の日韓翻訳チームと言われるように頑張りたい。

東医宝鑑で日韓が仲良く

領土問題や歴史問題で、日韓、日中韓の溝は深まるばかり。日韓、日中韓が共に生きる時代を創るキーワードはいくつもあるが、その一つになり得るものが東洋医学であると思う。特に東医宝鑑を嚆矢とする韓医学は、これからの日韓関係の改善に大きく寄与してくれるものと期待する。

韓国ドラマ「第3病院」では、オ・ジホが現代の許浚の役を演じている。チョ・スンウの「馬医」、「亀厳許浚」など韓医師を主役にしたドラマがヒットしている。冬のソナタから始まった韓流ブームは下火という意見もあるが、このドラマを手助けに韓医学のブームが日本に湧き起こるのではないかと予想する。2013年秋に開催された山清伝統医薬EXPOは、韓医学の世界進出の始まりになると思うが、韓方韓医学・健康美容ブームが新しい韓流として日本に定着することになると予想する。

手前味噌で恐縮だが、韓国の誇り、『KBS』と『東医宝鑑』の2つが合体した『KBS東医宝鑑』がその一端を担うであろうことを確信している。

安倍首相と
若き医療人の皆さんへ

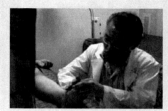

韓国伝統の鍼治療

安倍首相にこの本を読んでいただきたい理由が2つある。

「調摂修養　薬石次之」、この8字は韓国の人気ドラマ許浚の第37話「扁額暗唱1000回」に出てくる韓医学の本質を表したものだ。よい食べ物を摂って養生に励むのが第一で、韓薬材や鍼灸で治療するのは第二であるという韓医師への箴言である。

私は安倍首相とほぼ同時期（2000年前後）に同じ病気である潰瘍性大腸炎(UC)に罹り、同じ大学病院で同じ治療を受けていた。この病気UC は今も特定難病56疾患の一つで、当時「原因は不明だが薬はある難病」と医師から丁重な病名告知を受けた。結論から言えば、ある時期から処方薬をやめ、食べ物の改善により自力で完治させた。飲まなかったペンタサは、ミカン箱半分くらいたまり破棄した。

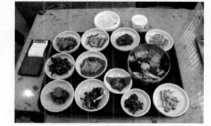

韓方の聖地、全州の薬膳料理

首相の好物がカツカレー、焼肉、豚骨ラーメン、アイスクリームではUC になるだろう。韓医学は病気の予防が基本、難病に罹患しても食事の改善、韓薬材、鍼灸で対処できることがこの本に詳しく書かれている。

2つ目は、江戸時代の享保の改革。首相のアベノミクスの柱はリフレーション（通貨再膨張）と言われるが、日本で最初にリフレ策を採ったのが徳川吉宗である。享保の改革でデフレに陥った時に改鋳を行い、見事デフレ脱却に成功した。

慶應大学の田代和生教授の研究によると、吉宗は朝鮮の制度や思想を参考に享保の改革を断行したという。吉宗は日本初の韓国マニアで東医宝鑑を座右の書にしたばかりか、一生をかけて朝鮮人参の栽培をしたり、東医宝鑑の理解のために朝鮮薬材と日本の薬材を調査し、医療を刷新した。

仮に首相が、「吉宗は朝鮮医薬のみならず、朝鮮そのものに強い畏敬の念を持っていた。300年の時を越えて私は吉宗と同じ策を講じている…」と朴槿恵大統領に語ったなら、日韓関係は大きく動くであろう。

日本の若き医療人には、サイエンスだけでなく医のアートを追求してほしい。最近こそ大学病院に漢方外来ができたり、医学部のカリキュラムに東洋医学が入っていたりするが、韓国、中国に比べれば圧倒的に学ぶ人が少ない。西洋医学はサイエンスが中心であるが、韓医学（韓国の東洋医学）は医のアートの面を重視している。

私と大村和弘医師は、日本に住む外国人のためのクリニックとして4/52クリニックを計画している。その任務の一つは、韓医学の日本への紹介である。慶熙大学韓医学部国際教育院の曺基湖院長と朴貞境助教の協力で『KBS東医宝鑑』を日本で出版することになった。韓医学紹介の第一歩である。

この本を読んで韓医学に興味を持った若き医療人の方々、皆さんには既に慶熙大学韓医学部で個人的に韓医学研修を受けられる道が開かれている。関心のある方は、慶熙大学韓医学部国際教育院にコンタクトしてみるとよいだろう。

この本が多くの人に読まれ、日韓が共に生きる時代が来ることを願っている。

（『KBS東医宝鑑』　翻訳出版の意図より）

山清伝統医薬
エキスポ
に参加して

YMS講師　福田公子

2013年9月6日～10月20日までの45日間、韓国・山清郡で「2013 山清世界伝統医薬エキスポ」が開催された。数年前より韓医学に注目しているYMSでも「大村和弘医師と学ぶ韓医学の世界と2013山清世界伝統医薬エキスポツアー」を決行。韓医学の奥深い世界を体験してきた。

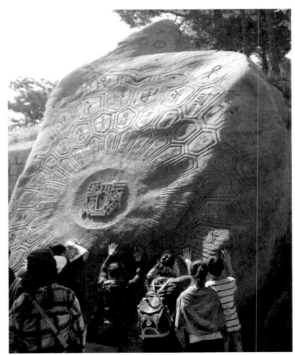

エキスポ会場の門。ホジュンとチャングム(ともに朝鮮時代の名医)がキャラクターになっている

こんなエキスポがあると…

初めて知った。それもそのはず、今回が初めての開催だったからだ。朝鮮時代の名医「ホジュン」が書いた医学書「東医宝鑑」発刊400年、ユネスコ世界遺産登録を記念して、世界の伝統医薬を紹介し、韓医学の素晴らしさを知ってもらうために開催されたという。

メイン会場は、智異山(チリサン)のふもとの山清(サンチョン)。釜山から車で2時間以上かかり、日本人にはほとんど馴染みがない山地だが、昔から韓国では「最も良い気が集まる場所」として知られる、いわばパワースポットである。そこに昔から点在していた温泉や、治療院、巨石などを利用し、テーマ館、体験場、オブジェ、公園、食堂、売店などが作られていた。思ったより盛りだくさんで、1日では回れないほど大規模だった。

普段は西洋医学に頼って生活している私達だが、時に朝鮮人参入りのドリンク剤を飲んだり、植物成分の虫さされの薬に興味を示したりする。年齢を重ねるにつれて、昔の人の智恵や自然からの恩恵を有り難いと感じる。お隣の国、韓国ではどんな伝統医薬が受け継がれているのか、興味深かった。

亀鑑石。亀のような形をした巨石。この世の良いことがすべて書かれている。自分自身の「気」を集めて受ける場所であり、家族の無病息災、所願成就が叶えられる名所

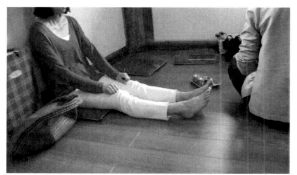
同行のAさんが鍼治療を受けているところ

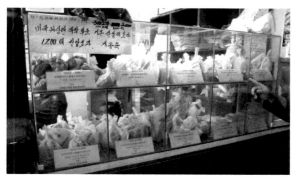
薬草沐浴場。入口で、それぞれ自分の症状に合った薬草粉を選ぶ

「鍼」の体験

生まれて初めて「鍼」を体験した。その若い先生がイケメンであったことも理由のひとつだが、ドキドキする体験だった。私は「肩こりと頭痛と、左手がしびれることがある」と症状を言った。先生は右足の指に鍼を打って下さった。痛くはなかったが、鍼が体内の何かに触れている感覚があった。なぜ左手がしびれるのに右足に打つのであろう。その理由を聞く時間はなかったが、非常に神秘的で、奥深いイメージを受けた。今のところ手のしびれは出ていないが、果たして効いたのだろうか…。

印象深かった「薬草沐浴場」

広い会場を歩き疲れた後に行った「薬草沐浴場」が一番印象深かった。沐浴場とは、日本でいうお風呂屋である。入口で、各自の体の症状に合った「薬草の粉」を渡してもらう。例えば、肩こり、不眠、肥満、など。私は「ストレス解消」に効くという薬草に興味を持ち、それを選んでみた。

沐浴場は男女別で、場内には1人用の浴槽が20個くらい並んでいた。その光景は非常に珍しかったが、何しろ裸であるため写真がないのが残念だ。

まず30cmほど湯を入れ、薬草粉を溶かし、下半身だけ30分浸かる。その時に手を湯に入れてはいけない。半身浴は、下半身の熱が上半身に上がってくることを目的にしている。手は上半身なので、手を温めてしまうと熱が上半身に上がって来ないそうだ。

浸かっている間に薬草の匂いをイヤというほど嗅ぐことになる。その後、湯を上まで入れて全身浴を60分行う。

合計で90分。途中で出たくなるが我慢して、最後まで入った後は、全身がスッキリして足の疲れもなくなり、肌もつるつるに。このような沐浴場が近くにあったら、是非また行きたいと思った。お値段は日本円にして1500円ほどの安さだった。

韓国について

実は10年ほど前に、ある俳優に惹かれて韓国語を習い始めたが、最初は韓国自体が好きなわけではなかった。ところが言葉を習い何度か訪問し、知れば知るほど面白い国だと思っている。その一つが「体にいいこと」に対する貪欲さ。そして「いいからやってみなさい」と、人におせっかいをやくところである。それを示すような今回のエキスポでは、様々な体にいいものを体験することができ非常に楽しかった。自分の暮らしに取り入れてみたいと思っている。

すぐお隣にこんな面白い国があることを、もっと知って欲しい。特に若い人達がもっと交流できたらと、期待している。

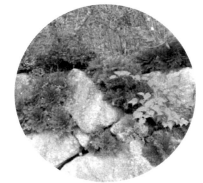
プチョソン(仏の手)という名の薬草(岩の間から生えているシダ植物状のもの)。前日に行った智異山自然健康学校で教えてもらった、有り難い薬草。健康にとても良く、抗がん効果もある、貴重な薬草とのこと

東洋医学と西洋医学の
創造的なコラボレーションに向けて

東京慈恵会医科大学
耳鼻咽喉科学講座
NGO手をつなごうASIA代表
大村和弘

東洋医学は、本当に効果があるのか?

これは、昔から漠然と思っていた疑問ではあったが、以前の私は、西洋医師として日本で働くうえで、東洋医学を系統立てて勉強する機会も必要性もあまり感じていなかった。

ミャンマーで医療活動をしていた2年間で、たまたま活動先の病院にミャンマー政府認可の伝統医療病棟があった事がきっかけとなり、東洋医学の医師と一緒に診療を行う事が出来た。その経験が無ければ、東洋医学は本当に効果があるのか? という問いかけに、明確に答える事は出来なかった。さらに韓国の東洋医学 (韓医学) の聖書であり、ユネスコの世界遺産に認定されている『東医宝鑑』の翻訳本の編集や、P57に記載するような韓医師と西洋医師による合同カンファレンスなども行う事は無かっただろう。

日本国の東洋医学は、非常に歴史があるにも拘わらず、西洋医学を扱う医師と、東洋医学を扱う針灸師や按摩師とほぼ交わる事の無い専門家として存在している。その為、本来なら予防医学としても非常に重要な意味のある東洋医学が、部分的に日本国民に根付いているのではないか、ということを危惧していた。

韓医学がすっかり国民になじんでいる隣国の韓国では、東医宝鑑のテーマパークが以前より存在しており、今年はそれを大幅にリニューアルし、世界に向けてエキスポを行うという。韓医学をどのように国民にアピールし、国民からはどんな反響があるのか? 興味がわいた。

韓方の魅力とは

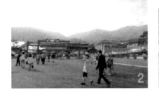
1

今回は、YMSの講師や関係者を含めた総勢4名の韓国通女子と道中共にした。普段の友人との旅行や上司との学会旅行ならば旅を仕切る自分だが、今回の韓国通女子 (自分より数十年先輩) との道中は、終始ペースを握られっぱなしだった。

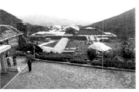
2

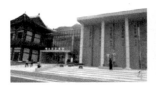
3

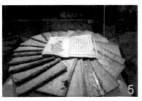
5

さて、本題に戻るが、実際の会場は、地方の高速道路のインターチェンジ脇にある、山々に囲まれた広大な敷地にあった。以前より東医宝鑑村という名前で部分的には公のスペースとして開放されていたようだが、今年のエキスポをきっかけに全体的に拡張されたとのこと (写真2・3)。

会場のメインの場所はここ。今までの東医宝鑑の歴史や書物の展示がされていた (写真4・5)。ほぼ韓国語での表記だったので、少し残念ではあったが、所々ある英語の表記でなんとか内容を理解。

病気に対する対応以外にも、病気にならないような食生活のアドバイスに始まり、子どもの身長を伸ばす体操などもあり、一般的に受け入れられるような健康指南書のような役割を担っているのだと言う事がわかった。

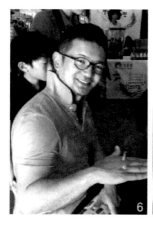

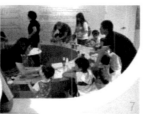

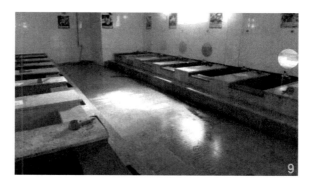

医学書をこのような一般受けしやすく、参加型にするアイデアが、このエキスポ全体でも随所に見受けられた。例えば、上の写真にあるように、韓方作製体験館では、韓方薬作りの模擬体験として、マッサージ体験の出来るブース、子ども達が楽しそうに工作をするような形で手作り石鹸を作ることの出来るブース、景色の良い場所で足浴が出来るブースなどなど、参加者が多方面に渡り楽しむ事が出来る企画が盛りだくさんであった。

一児の父となった自分として、子どもから大人まで楽しむ事の出来る企画というのは、親としても非常に有り難いし、子どもの頃からこのような体験を通じて楽しく韓方と触れ合う事が出来る裾野の広さが、韓方の魅力なんだと改めて感じる事が出来た。

実体験を通して韓方の効果を感じた3日間

当然敷地内には、専門的な韓方院もあり、参加者4人が思い思い、それぞれの気になる場所に対して治療を受けた。

治療内容に関しては、一回だけでは評価出来ないが、一つびっくりしたのは、担当の韓医師が28歳と非常に若

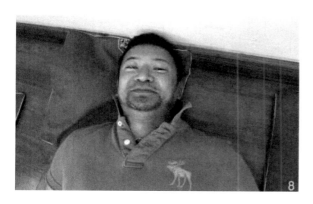

い事。西洋医師に当てはめると、クリニックを開業するのには卒業から10年以上はかかるのが一般的である一方、卒業3年目で開業出来る韓医師との比較が出来た事は良かった。

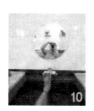

朝から夕方まで、英語で書かれているディスプレイとにらめっこしながら、高低差のある会場を休む事無く動いていたので、疲れた身体を休める場所を何となく探したところ、会場内に昔からある風呂を探し当てた。さすがに東医宝鑑村にある風呂だけあり、一般のものとイメージとは全く違っていた。

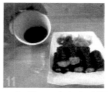

今回の旅で一番僕自身が効果を感じたのは、韓方風呂だった（写真9・10）。これは、日本にあっても絶対うけると思ったものの代表格。福田先生の文章にもあったが、一人ひとり好みの効能のある薬草粉を選び、写真にあるような一人ひとつの湯船にお湯をはり、薬草粉の入浴剤を投入。足からゆっくりと浸かり、浸かること1時間。風呂にゆっくり入ったからなのか、韓方が効いているのか、その両方なのかは良くわからないが、湯船から出る頃には、身体も心もすっきりとすることが出来た。

気がつけば夕方6時過ぎ。お腹もぺこぺこで、皆で予定している夕食の前に、韓方のお茶と共に薬草のり巻きを食べて一日を締めくくる事となった。

医療のエキスポと聞くとなんだか固いイメージが先行し、身構えての参加ではあったが、蓋を空けてみれば参加者全員が笑顔で、実際の体験を通して韓方の効果を感じる事が出来た3日間だった。

今回の韓国のツアーで学んだ事を日本でも活かしていく事が出来れば、日本の患者達、そして医療従事者達にも韓方をもっと身近に感じる事の出来るような企画を提供出来るし、東洋医学と西洋医学の創造的なコラボレーションが出来ると信じている。

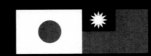

日本と台湾の医学生をつなぐ
日台医学部学生交流会

寺山　守

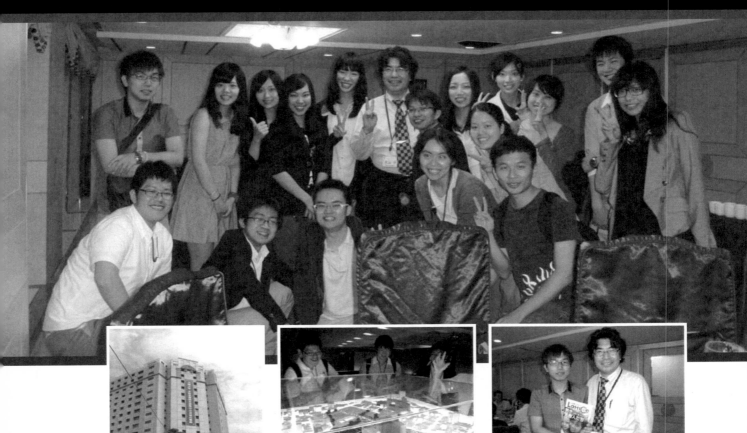

「第2回日台医学部学生交流会」が2013年5月24日に、台湾中部の都市、台中市にある中国医薬大学で開催された。この交流会は、両国間の医学部を中心とした学生が、相互理解を深め、強い信頼のもと、医療面での大きな発展を将来に期待することを目標に、昨年から行なわれている。

中国医薬大学(China Medical University)は、1958年に設立された医療系の総合大学で、6つの学部を持つ。付属病院は分院も含めると5000床を越え、台湾で多くの病院を集中させて運営されている13ある医療センターの1つである。また、本学の大きな特徴として、医学部と並んで中医学部があり、西洋医学と中国の伝統的な中医学の複合的な発展を目指している。薬学部の中にも薬学科と中薬資源学科(中薬とは中国伝統薬の事。日本で独自に発達して来た漢方薬とは、関連すれども異なるものと考えた方が良さそう)があることである。他に公共衛生学部、健康看護学部、生命工学部を持つ。今回、本学副学長の呉聡能教授のご采配により、本交流会が実現した。

交流会概要

　午前中に、大学内にある中医薬博物館を見学し、その後、付属の中薬病院と小児科病院を見学し、さらに中医学に用いる生薬を栽培する薬草園を見学した。昼食を学生食堂で取り、午後から第一会議室において講演会と学生討論会が実施された。台湾側は医療系総合大学である特徴が生かされており、医学部の学生の他、中医学部、薬学部の薬学系と中薬資源学系の学生が揃ってメンバーとして来た。台湾側の代表者として林振分教授が参加された。

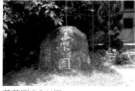

薬草園の入り口

中医薬博物館

　本大学には、中医学に関する博物館があり、中医薬展示館(Life Museum of Chinese Medicine)と称している。本博物館には、書籍や器具、薬品類の展示がなされ、中医学の歴史が分かるよう示されている。展示館担当者とともに、前館長の謝雲忠博士が対応され、丁寧に説明して下さった。

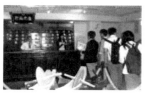
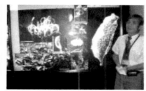

展示物。薬を作り、調合する道具が手前にあり、奥に昔の薬局を再現したジオラマがある

中医薬展示館。謝雲忠博士による解説

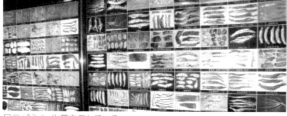

展示パネル。生薬を示している

中薬病院と小児科病院

　台湾では、病院機能の集約化がなされており、そのため中医薬も小児科も独立した一つの病院となっている。

　中国医薬大学の付属病院では、西洋医学と中医学が同居し、患者は西洋薬と中医薬を選択することが可能である。また、両方を使う患者も多いとのことである。中薬病院では、詹世賢中医薬師と頼君君中医薬師に案内

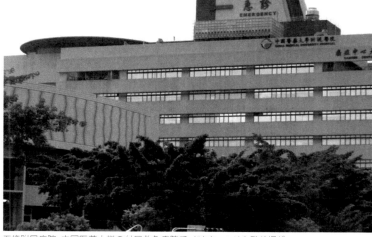

五権附属病院。中国医薬大学の付属救急病院で、ドクターヘリの発着場が屋上(左上)にある

して頂き、多くの生薬を見せて頂くと同時に、中医薬についての説明を受けた。ここでは、非常に貴重な生薬も多く保管されており、多くは中国大陸からのものであるが、台湾と中国大陸間の交流がまだ薄く、それらの入手経路を確保するのが大変だとの事である。中薬(中医薬)とは複数の生薬から構成された薬を指し、保管されている生薬を配合することで、患者へ提供できる薬となる。

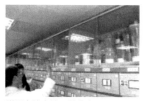

附属中薬病院の薬品室

　小児科病院は、地下1階、地上11階の大きな建物一つが全て小児科となっており、小児疾患の多くのものに対応しうる集約化されたものになっている。日本であれば、小児科の単位は一つのフロアかせいぜい小さい病棟であろう。救急病院も巨大で、地域の救急患者を一手に引き受けている。屋上にはドクターヘリの発着場をもつ。

講演及び学生討論会

　先ず日本側の代表者から大会開催の挨拶がなされ、それに応えて台湾側から記念品が日本側へ贈られた。講演会(シンポジウム)は2部からなり、第1部は東洋医学がテーマで、第2部は僻地医療をテーマに据えた発表であった。その後、学生討論会が実施され、両国における医療の現状とあり方について、学生間での意見の交換や討論が活発に行なわれた。

●シンポジウム第1部:日本と台湾の東洋医学の現状
　1): 台湾の中医学紹介 (洪国峰)
　2): 日本の漢方医学の現状 (寺山　守)

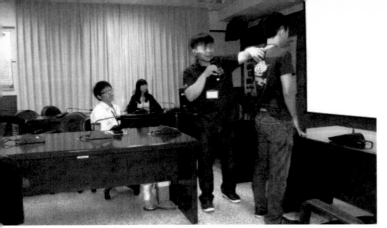

洪国峰氏による中医学の紹介。中医学における診断法を実演しつつ説明している

1)では、中医学の基本体系の紹介が行なわれ、続いて台湾の状況が解説された。現在、台湾で行なわれている中医学は、元来の中国医学から発達してきたもので、今日研究も盛んである。台湾では、約4割の患者が中医学あるいは中医学と西洋医学を併用して治療を受けている。特に、産科とガンの緩和ケアでは中医学による治療が多く取り入れられている。例えばガン治療で中医学を取り入れると、西洋医学の化学療法の効果を上げ、副作用を下げ、免疫力を高める効果が期待出来るとの事である。

続いて日本の漢方医学の歴史と現状が報告された。1200年以上も前に中国から導入された中医学は、その後も断続的に伝来する医学知識を取り入れつつ、日本で独自の発展をとげ、日本の伝統医療となった。そのため、日本で発達した東洋医学を漢方医学と今日特に呼んでいる。漢方医学で用いる漢方薬とは、日本の独自の考え方で選別、調合され製造されたものである。その他、漢方医学には鍼灸や按摩、食養生等が含まれる。

●シンポジウム第2部:日本と台湾の僻地医療への視点
　1): 台湾の医療過疎国への援助活動（徐翊庭）
　2): 日本の僻地医療と現状と将来（鳥羽直弥）

1)では、中国医薬大学の学生による、東南アジアでの医療過疎地域での医療ボランティア活動の報告がなされた。この講演は、2012年、2013年度の「国際医療

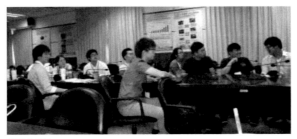

講演会風景

服務隊」の活動の紹介で、医療提供がなされないミャンマーとフィリピンの山地での活動である。スライドには「了解自己是生活得如比幸福」、「希望儘力去帮助相対弱勢的人」、「了解尊重生命的価値」といった言葉が表れ、僻地医療への理解の姿勢として印象的であった。

2)では日本の医療過疎地の高齢化の問題に、さらに追い打ちをかける超高齢化社会が到来するという2025年問題を取り上げた。台湾も類似の状況となって行くことが、演者により指摘された。

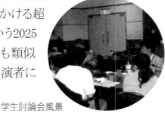

学生討論会風景

学生討論会

今回のテーマは「日本と台湾との医療について」で、どこからでも討論が可能となる自由度の高いもので、実際様々な内容で意見交換が行なわれた。

討論に先立ち、「日本の産業医と救急医」という基調講演が、日本の春田侑亮氏によって行なわれた事から、産業医についてのテーマから討論がスタートした。台湾には産業医制度がなく、日本のこのようなシステムに興味がもたれた。救命救急では、日本の患者のいわゆるたらい回しのような、救急車の受け入れが困難となる事例が慢性的に存在する事が問題として上げられたが、台湾では、救急車の搬送は直近の病院が必ず受け入れるものとされており、その上で治療または転院等がなされるという制度になっているという。もし患者が他の病院で治療を受ける事を希望する場合は、その分の費用が別個に必要となるとの事である。

健康保険制度では、台湾の「全民健康保険」について解説がなされ、今回の主要なテーマとした「中医学」についても多くの有益な討論が行なわれた。台湾では西洋医学と中医学が並立しており、中医学やそこで用いられる中薬にも健康保健が適用される。また、現在台湾では約6万人の医師と約5000人の中医師がいる。日本でも、現在漢方薬が保健診療での使用が認められており、多くの医師が漢方薬を処方している事も報告された。

その他、日本の分散型医療システムに対する台湾の集中的なシステムについて、医学教育の違い等が話し合われた。さらに、日本と台湾はともに、火山、地震、津波、台風等の自然災害が多く、山国であるという共通の地理的条件から、土砂災害が頻発することも共通の事象であり、このような両国の国土の類似性や、災害の共

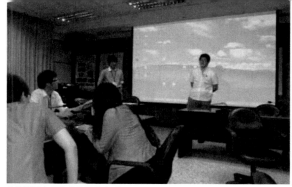

基調講演を行なう春田侑亮氏

通性により、日常的な医療活動、あるいは災害に対する体制や対応策等も意見交換が行なわれたが、この方面の興味はとりわけ高く、さらに掘り下げた討論や意見交換が次回行なわれることが期待された。

日本の漢方医学

日本で最も古い医学書は丹波康頼による「医心方(982)」である。これは中国の複数の書物をまとめたもので、全30巻からなる。長い間、日本の医学はもっぱら中国からの東洋医学であった。例えば李時珍の「本草綱目」は1596年に公刊されたが、わずか11年後の1607年には日本に伝来している。本草学は東洋医学の薬品の探索と利用法の探求のために発達して来た分野である。そして、日本で独自の発展を遂げて来た。日本は長い間鎖国体制をとっており、1854年に開国した。開国後はヨーロッパの医学、つまり西洋医学に大きく切り変わり今日に至っている。

しかし近年、漢方に対する興味が高まっている。一つに西洋医学が病名を重視するのに対して、東洋医学は体質や症状を重んじる個別化医療で、これがオーダーメイド医療の実現に関わってくる事、漢方薬のゆるやかな効果が評価されている事、さらに西洋医学に他の方式を組み入れる統合医療の一つに、東洋医学が興味を持たれている事等が挙げられる。

ただし、日本の東洋医学の現状は、興味を持たれつつも、医療への適用はさまざまな面で大きな制約を受けている。一般には東洋医学は西洋医学とは方法論が全く異なり、相対するものとして位置づけられている。

医師へのあるアンケート調査の結果では、351名の回答者の内、84%の医師が東洋医学を取り入れていると答えている。そして、漢方薬を処方した医師の内、70%の人が結果に対する好適な評価を下している。薬物療法の選択の幅が広がった、治療効果が上がり患者に喜ばれた、新しい治療体系を体得できた等である。産後の母体に負荷をかけない回復を期待するものから、ガン薬物治療法による副作用防止とその軽減を狙った使用法までもある。

西洋薬の治療のみでは限界がある。高齢者等、複数疾患を抱く患者が増えた事や、学会等で漢方薬の科学的根拠が提示されて来た事もある。

漢方治療に対する取り組みとして、上述のアンケートで51%の医師は、今後より積極的に取り組みたい、あるいは機会があったら取り組みたいと思っているという結果が得られてもいる。東洋医学の専門医は中国では40万人、韓国で2万人、狭い国土の台湾で約5000人いる。しかし、日本では日本東洋医学会(The Japan Society for Oriental Medicine)が認可する専門医資格を持つ医師がわずかに2150人いるという現状である。

中国や韓国、台湾と大きく異なる点は、日本には純粋な漢方医が存在しないことである。医師法にないからである。医師法が制定された1874年以降、西洋医学を学び医師免許を取得しなければ医師になれないのである。薬剤師も同様である。鍼や灸については、専門学校があり、そこを卒業する事で専門職となれる。

日本の現状として、東洋医学の専門医師および薬剤師を養成する大学や学部はない。大学医学部では、東洋医学や漢方に関する研究所が設置されている程度である。薬学系では2つの薬科大学(横浜薬科大学と日本薬科大学。いずれも中国医薬大学との提携校)で、漢方薬学を主に学べる学部およびコースがあるのみである。西洋医学中心の日本では、医師、薬剤師ともに、基本的に大学で漢方を教わることはほとんどなく、学びたい人は卒業後に自分で学ぶしかない。病院においても東洋医学科等が置かれているところもある。しかし、現在、医療機関が東洋医学を看板や広告等で外に出す事は法的に認められていない。「東洋医学科」は院内に限って掲示可能なのである。

漢方医学の観点から見て一歩前進した点もある。近年、大学医学部あるいは薬学部のカリキュラムの中で漢方の講座が必須になった事である。

東洋医学を学ぶ専門の学部、学科があり、東洋医学の専門医が一般の医師と並立して医療を実施している台湾の医療は、今後日本が東洋医学を積極的に取り入れて、総合的な医療展開を行なおうとする方向であるならば参考とすべき所は多く、相互に協力し合う事で、日本の漢方医学、台湾の中医学の発展にさらに寄与できるであろう。

徐 翊 庭 ●●●

(Ronnald Hsu: 中国医薬大学医学部)

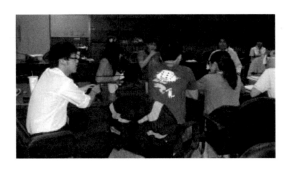

交流会所見

台湾における初期の医学教育は日本からのもので、その後、様々な調整や改変が行なわれて、現在の台湾独自の方式のものになっている。それ故、今日の日本の医学教育制度や医療の現状に大変興味を持っていた。今回の台日医学部学生交流会で、日本の医学部学生および医学部受験生らと交流し、多くのテーマについて討論を重ねたことで、色々なことを学び取ることが出来た。同時に、私から今日の台湾の医学教育や医療の現状を、日本の学生に伝えることが出来たことも嬉しいことであった。

台湾も日本も現在、高齢化の問題を抱えている。さらに都市と地方との医療格差が存在し、これらに対して、投資すべき医療資源が不足している状況に直面している。しかも、今回の日本の医学部学生による講演で、今後さらに厳しい状況に直面することを知らされた。

台日の教育制度と医療制度

日本には病院が沢山あることに驚いた。台湾では、拠点となる大きな病院で集約的に医療を行なう方針が採られている。また、台湾の医学部学生は、今日、卒業後は山地や島嶼部のいわゆる僻地で一定期間働かねばならず、さらに、医療巡回車に乗り、山地での診察を経験することが義務づけられている。

討論会では、医学部の教育制度と健康保険制度についても多くの知見の交換がなされた。台湾は医学部への入学方法が日本よりも多く、また学費が日本よりもそうとう安いことが分かった。一方、医学研究の方面では、日本の幾つかの有名な大学の研究システムについて羨ましく思った。

台湾の医療制度の中で、健康保険制度は大きな特徴の一つである。台湾国民は、この面では世界の中でもより多くの幸せを享受しているはずである。健康保険のもとで、腹腔鏡手術(Laparoscopic surgery)はわずか2000-3000

元(日本円でおおよそ6000-9000円)で実施されている。一回の外来診療の最低料金は50元(日本円で150円)である。海外においてすら、病気となり診療を受けた場合、この保健制度の適用が可能である。これは世界でも台湾のみが実施している事である。このような台湾の健康保険制度については、日本側の学生達も驚いていた。

今回の台日医学部学生交流会について、お互いの良い面を学習し合えることができ、大変に有意義であった。

次回への希望

今回、残念に思う点は、両国の災害医療について多く討論出来なかったことである。台湾と日本は、常に台風や地震の被害に見舞われる国土で、これらの災害に対してどのように医療が対応しているかは大変重要な点であると思っている。次回は、これらについても深く討論し合えることを希望する。

今回、医学部への進学を希望する日本の学生達にも会え、彼ら彼女らの医学に対する望みや姿勢、努力の気持ちに強く感動した。私は、是非とも自ら望んだ道に邁進してほしいと、心から願っている。医学は人と人との学問である。医師になろうと思った初心を忘れずに、そして、人の役に立ちたいという気持ちを忘れずにいてほしい。その他、今回の交流会では、使用言語として英語が多く用いられた。英語はこの先ずっと使って行く言語で、医学の日々更新される最新の知識は常に英語によって伝えられる重要なものである。英語は必ず良く勉強し、出来るようにしておいた方が良いと思う。

終わりに、このような素晴らしい交流会を出来れば毎年、そうでなくとも定期的に開催できると良いと思う。互いに医学の理解を深め、人と人との繋がりを深めて行ける大変良い機会である。

原文は中国語:翻訳 寺山美慧(Mandoly Terayama)

徐 翊 庭

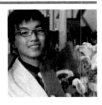

1990年台湾屏東生まれ。
台北市立建国高等学校卒業後
中国医薬大学医学部に進学。現在5年次に
在籍し、夏以降、台北栄民総医院や中国医
薬大学附設医院で実習を行なっている。

鳥羽直弥 ● ● ●

（Naoya Toba: 横浜市立大学医学部）

はじめに

　台湾と日本は似ている部分が多くある。例えば、山がちな地形、季節性の災害、高い経済的水準、皆保険などの医療制度である。しかし、日本は台湾よりも高い割合の費用を医療に投下しているにも関わらず台湾の後塵を拝している分野が少なくない。それは国際化に限らず、制度運用や集約化についてでも見られるという。そんな近くて参考になる台湾に伺う機会を、今回日台医学部学生交流会において頂いたので、台中市にある中国医薬大学にお邪魔させていただいた。

少子高齢社会事情

　討論会に先立ち日本の高齢社会の現状について紹介をした。現在の日本が直面している高齢社会の実態、及びこれから第一次ベビーブーム世代が75歳以上になり、高齢化がさらに顕著となる2025年問題を主な内容とした。

　現在の日本では、高齢者の割合が23％ほどであるのに対して、台湾は10％前後であり二倍以上の差がある。そのため高齢社会の問題は現時点では共有されない課題であるといえる。しかしながら、台湾の出生率は日本以上に低いものとなっており、日本が高齢化と共に抱えている問題、少子化については共感される点があったらしく、その点について多く質問をいただいた。日本以上の少子化は近い将来高齢化に影響を及ぼすと考えられるため、高齢化への備えも重要な課題であると思えた。

集約化事情

　今回訪問した中国医薬大学は、台中市以外にもある分院等も含めて5000床をもつ大病院である。台中市内には複数病院を持っており、その病床数は2000以上もあるという。1つの病院で複数の病棟をもつ病院が多い日本とやや異なり、病棟となる建物が複数市内にあり、それらを統合する形で病院となっている。日本で言うと病院群として考えた方が分かりやすいように思えた。例えば、見学させていただいた小児科の病棟は、11階建ての建物がまるまる小児科となっていた。他には救急病棟、癌病棟等が存在し、歩いていける範囲内で大学として15の建物が存在し、うち5棟程が病棟となっていた。もちろん、今回見学させていただいた病院は大学病院であり、台湾の中でも特別な病院であることは確かであるが、日本とは大病院のあり方が異なる様に感じられ、より集中

的に配置されていると思われた。中国医薬大学の大学病院の様に大規模で高度な病院は、台湾ではMedical Centerに分類され、同様の施設が他に13あるという。

　日本の医師数の割合は1000人あたり2.1人程であり、OECD各国平均の3.1人より低いことは有名であるが、台湾はそれ以上に少なく、およそ1.9人である。高齢社会でないとは言え、この様に少ない人数で高度な医療が運営されているということは、こういった集約化が大きな要因ではないかと考えられる。

救急事情

　昨今、日本の病院では救急車の受け入れが不可能である問題がよく聞かれる。実際に救急車の出動件数、到着から病院へ搬送されるまでの時間も増加している。それに対して、台湾における救急車の搬送は直近の病院は必ず受け入れるものとされており、その上で治療または転院等がなされるという。もし患者本人が特定の病院へ行きたい場合は、その分費用が必要となる。日本における救急車受け入れ困難事例の増加への対策として、一つの可能性を示唆すると思われるが、同時に病院前と病院を管轄する制度の隔たり、病院の集約化による資源の集中、人口構成に由来する救急件数の絶対数等、前提がかなり異なる中で運用されているということも考えるべきであると思われた。

おわりに

　今回、台湾の大学病院を見学させていただいて、皆保険制度に伴う手厚い仕組みや、高額医療機器の充実等、日本と台湾の医療をとりまく環境は似ている点を多く感じた。それだけに違いも目立った。例えば、前述した様にOECD各国より少ない医師数で医療を提供しているのは同様だが、台湾はそれに対してより集約化した病院を運用している点や、両国とも顕著な少子化という現状があるが、日本はそれ以上に高齢化が問題になっている点、等である。今後とも、それらの違いを踏まえた上で、台湾の医療を学んで行きたいと考えた。

鳥羽直弥

1988年東京都生まれ。
私立武蔵高等学校を卒業後、横浜市立大学医学部に進学。
現在5年次に在籍中で、横浜市立大学附属病院等で実習を行なっている。

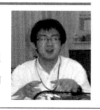

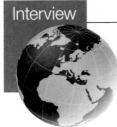

NPO法人宇宙船地球号　事務局長
山本敏晴先生インタビュー

「国際協力」
の世界を目指す人へ

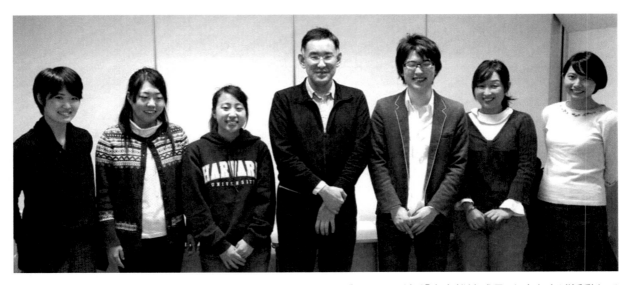

医師・写真家の山本敏晴先生は「持続可能な世界」の実現をめざし、NPO法人「宇宙船地球号」を立ち上げ活動している。　先生がどのように国際協力に関わってきたか、先生の提唱する国際協力師になるために必要な事などを、国際協力の世界を目指す医療系学生達がインタビューした。

写真家として途上国へ

富澤　先生は1965年に仙台に生まれて、小学校6年の時に南アフリカでアパルトヘイトを目撃されたそうですが、昔から国際的な意識は結構強かったのでしょうか。

山本先生(以下山本)　小学6年生の時にアパルトヘイトを見たっていうのは事実なんですけど、別に私が行きたかったわけではなくて、父親が、息子が生まれたら一緒に世界旅行したいという希望を持っていて、無理やり連れて行かれたというのが実情です。中学2年の時に一眼レフを買い与えられて、大学時代は自分でバイトして、その金で海外旅行して写真を撮っていました。他の人に撮れない写真を撮るためには、先進国に行くよりも途上国に行ったほうがい

いんじゃないかという割と不純な動機から、写真家として途上国によく行っていました。

　大学に入学した当初は全然勉強しない生徒で、ずっとバイトして金稼いで英会話スクール行って、海外に行って写真撮影してたんですよ。医学部に入ったのも、親に促されるままで。でもせっかく医学部にいるんだから頑張ろうと思って、3年生から心を入れ替えて、突然狂ったように勉強を始めたんです。いつも一番前に席を取って、特待生になり授業料を半額にしました。

富澤　ちなみに英語を勉強されていたのはなぜですか？

山本　将来どんな道に進むかわからないけれども、とにかく英語を勉強しとけば損にならないだろうと、なぜか理由も分からず思ってたんです。あと、私は仙台の眼科の開業

医の息子で、基本的にお坊ちゃんなんですね。そのお坊ちゃんコンプレックスっていうのがあって、小中学校のときに友達から金持ちの息子って馬鹿にされて、すごい嫌だったんですよ。だから大学1、2年生の時は、とにかくそのコンプレックスはねのけるために、絶対に親の世話にならない状態を作ろうと思って、毎月20万ぐらい稼いでいました。時給5000円で家庭教師できるにもかかわらず、医学生という特権階級を使いたくなかったので、新宿の歌舞伎町で、時給700円で毎晩夜7時から朝4時半までずっと皿洗いして、学校へ行くと寝るという生活をしていました(笑)。

3年生から勉強を死に物狂いでやったのも、授業料免除にして学費もいらないという状況を作るためです。月20万稼いでみたら余ったので、自分のために将来のことをやろうと思って、色々考えた結果の1つが英会話の勉強だったということです。当時ははっきりとした理由はなかったです。

「批判派」から国際協力の道へ

富澤　先生が国際協力の道に進むきっかけは何だったのでしょうか。

山本　まだ写真を撮る目的で途上国を旅行していた頃、いわゆる青年海外協力隊とかUNICEFとかJICAの人達と話すことがありました。彼らから話を聞いて、これって偽善だよな、こんな国際協力だったらやらないほうがいい、と当時はとても批判的に見ていました。

　ところが、大学院時代に現在のパートナーである女医さんと知り合って、彼女が突然「国境なき医師団(以後MSF)」やりたいって言い出したんですよ。私は当時批判派だったから「やめなさい、無駄だから」って言ったんです。俺良く知ってるんだ、何回も途上国に行ってるんだからって。でも彼女は私のいう事を聞かずに、MSFに入って、内戦中のスリランカに行きました。それから毎日英語のメールで愚痴が来るんですよ。「あなたの言うとおりだった」って。医療やる前に戦争止めなきゃならないし、もっとやるべきことがいっぱいあるというようなことが書かれていて。彼女の精神的なケアをするため毎日返事を書いているうちに、こういう国際協力をやった方がいいんじゃないかということを考えるようになって、ミイラ取りがミイラになってしまったということです(笑)。

　当時の私はまだ自分の団体を作る能力がなかったので、

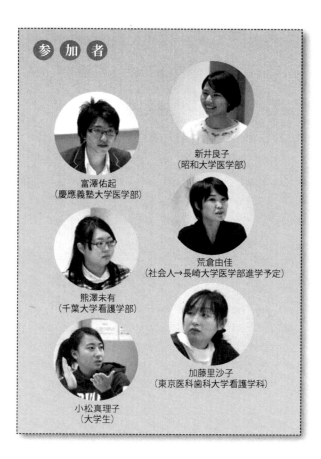

参加者

富澤佑起
(慶應義塾大学医学部)

新井良子
(昭和大学医学部)

荒倉由佳
(社会人→長崎大学医学部進学予定)

熊澤未有
(千葉大学看護学部)

加藤里沙子
(東京医科歯科大学看護学科)

小松真理子
(大学生)

とりあえずはJICA(外務省に管轄されている国際協力機構)、MSFなどに登録しました。この団体から毎日メールが来ます。その中からこれはできるこれはできないっていう風にYES、NOが言えるんですね。こういうのを登録状態といいます。あるときMSFからシエラレオネの小児科の案件が来ました。シエラレオネは、2002年の段階で平均寿命が34歳と世界で一番短くて、5歳未満死亡率が35%、世界で一番悪かったんですね。ここに行くべきだろうと判断しました。

MSFを経て、「宇宙船地球号」創設

富澤　MSFでは理事をされていましたが、MSFは先生のお考えと逆行しているところがあると思います。それでも理事までいかれたんですか?

山本　選挙で決まるんです。20人ぐら

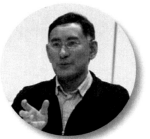

山本敏晴先生

「国際協力」の世界を目指す人へ

い立候補して、MSF内の評議員と呼ばれる人達が投票して理事を決めます。私は2002年にシエラレオネから帰ってきた段階で『世界で一番いのちの短い国』って本を出版して、けっこう売れたんです。ギャグばっかりの本にしたので。当時人気があったので、理事に当選したんです。

荒倉 具体的にはMSFのどういったところを批判的に感じて、どのような仮説をもっていらっしゃったんですか?

山本 『世界で一番いのちの短い国』のあとがきに当時の山本君の方針を7点挙げましたが、ここでは主なものを2つ挙げます。1つは、基本的には先進国の考え方を無理やり押し付けるっていう感じが非常に強かったんですね。ヨーロッパ系の国際協力は特にその傾向が強いんですが、とにかく西洋医学を普及するのが1番で、現地の文化を全部否定して、医療に限らず、人権の考え方に関しても、全てが押し付けがましい。私は、現地文化を尊重して半々ぐらいにするか、ヨーロッパのやり方を提案はするけれども、その上でそれを選ぶかどうかは現地の人々に任せた方がいいんじゃないかと思っていました。

もう1つが、MSFは基本的にバーッと行って医療をやったらすぐに撤退して、あとに何も残さないっていう団体です。これは一時しのぎしているに過ぎず、医者が帰ってしまったらまた病院がない状態になってしまいます。私だったら、自分が帰った後も自分がいた時と同じレベルの医療ができるように、スタッフの教育を徹底して行い、試験を行ってある程度の点数をたたき出せるようになるまでは帰らない。要するに、現地文化の尊重と、未来に続くシステム、持続可能性(sustainability)を維持しなければ意味がないということ。まだ直接的な医療しか知らない段階の山本君でもそのくらいは考えていたということですね。当時は非常に燃えていたので、私が乗り込んで行ってMSFを変えてやろうと思って理事になったのです。でも駄目でした。2年間やって駄目だったので、あきらめて自分の団体を作りました。それが「宇宙船地球号」です。

MSFは、基本的にはフランス中心の団体で、フランスもいわゆる中国の中華思想のように、「自由、平等、博愛等々の理想主義を世界中に広めるのが良い」という考えをもっている。良くも悪くも。

MSFは年間80か国以上の国々で人道援助をやってノーベル平和賞を受賞した、直接的医療でたくさんの人の命を救っている素晴らしい団体であるのは間違いありません。私

のように、教育もやろう、現地文化尊重もやろうと言ってると、自分達の団体の方向性が定まらなくなってしまうので、MSFの本部の理事だったら私をはねつけるのは当然だという風に今は思っています。

「緊急援助」と開発援助」

荒倉 でもその時には、おそらくそういう風に広い視野を持った団体がなかったんですよね?国際的な援助団体の中で、中長期的に医療に関してあるいは医療と密接な教育に関してやって行こうという団体がないので、自分で作ろうと考えたのでしょうか。

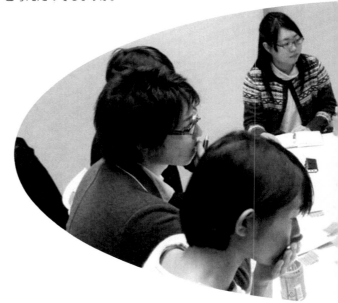

山本 国際協力団体は、簡単にいうと、緊急援助と開発援助という極端に違う2種類があります。緊急援助っていうのは、いわゆる民間のNGO、非政府組織が、ボランティアで戦争中の国や自然災害の起きた国に災害発生後24時間以内に入って直接的な医療をやることを指します。これの最大級がMSFや、赤十字関係の団体です。一方、開発援助っていうのは、もう戦争が収まっている国、もしくは自然災害が起こってから1か月ぐらいたって地方自治体や国が復活した段階で、国連の、例えばUNICEFなどが入ったり、日本政府のJICAやアメリカのUSAIDなどが入って、教育とか未来に残るsustainabilityのある状況を作っていくんですよ。互いが全然別なことをやっているので、棲み分けができているとも言えますが、悪く言えば、その中間の状態がない。緊急

段階と開発段階の状態の中間を復興といいます。アフガニスタンでこの復興が問題になって、緒方貞子さんらが「緒方イニシアティブ」っていうのを提唱して、その復興をやろうとしましたが、基本的にはまだ両者をつなぐものがほとんどない。なぜかというとNGOとJICAと国連は基本的に仲が悪いからです。

富澤　じゃあ山本さんは、中間を目指したということなんですか？

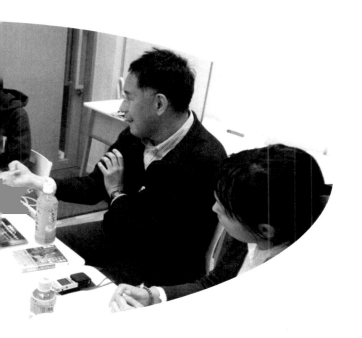

山本　いや、全部一人でやろうとしたんです。当時の私は身の程知らずに。もちろん全部自分でやることはできないので、緊急援助も、復興段階も、開発も、3方向でやる人を総合的に増やそうという啓発活動をしています。いわゆる私が称するところの「国際協力師」。プロとして、有給で、長期間国際協力を続けていくという人々を、緊急援助段階でも復興段階でも開発段階でも総合的に増やそう。そうすればその人達が将来的に私の意思を継いでいってくれるだろうっていうことで。

実際うちの団体にいたスタッフも、国連職員とかJICA職員とかNGOとかやっていて、この十数年経ってみれば私の思った通りの状況になっています。

医師として「国際協力師」を目指すには

新井　「国際協力師」としてのキャリアを積んでいく過程で、緊急も開発も、どっちのステップも踏むことは可能なのでしょうか？

山本　普通、国際協力をやりたい人っていうのは、まず開発援助とか保健ってものがなんなのかとか、公衆衛生学が必要だっていうことを知らない人がほとんどなので、直接的医療をやりたがるんですよ。看護師でも医者でも。ところが、直接的医療は、緊急援助が必要な災害直後や紛争中の場所では必要だけど、開発段階といわれる平時には、ほぼ必要ないんです。で、直接的医療ができる、緊急援助をやってる団体って大手だと基本的に2択しかないんです。MSF、もしくは日赤の国際協力拠点病院東京、名古屋、大阪、和歌山、熊本の5つ）。自然災害があった時に招集がかかって行くのはこの赤十字系で、紛争でも自然災害でもなんでも行くというのがMSFです。私のパートナーである女医さんはMSFに入って3回くらい行った後に、自分が緊急援助をやっていても中々その国を良くすることはできないと気づいた。また、MSFは当時の月給が6万円、今13万円に上がりましたけど、それでは自分の家賃さえ出せない。国際協力を長期的にやっている人のほとんどが、結局NGOで直接的な医療をやったところでその国全体が良くなることはないという理由と、経済的に自分の生活が維持できないという2つの理由でJICAや国連のUNICEFかWHOに移っていくんですよ。うちの嫁さんは、アメリカのジョンズ・ホプキンス大学でMPH（公衆衛生学修士）を取りました。公衆衛生学の世界のツートップは、ハーバートとジョンズ・ホプキンスです。ハーバードの方は割と政策寄りで、ジョンズ・ホプキンスはいわゆるフィールドワーク系。彼女はジョンズ・ホプキンスに行ってMPHを取って、その後に東京の新宿にある国立国際医療センターの国際医療協力局というところに入りました。外務省から依頼される国際協力の仕事を下請けするのがJICAですが、JICAのそのまた下請けをするのがこの国際医療センターの国際医療協力局です。国際医療センターからもJICAからも給料が出るので、トータルで一般の臨床医と同じくらいの給料がもらえます。ここが国際協力をやるんだったら最高の職場です。一方で（政府系ではなく民間のNGOの）MSFに半年行くためには仕事をやめなければならないので、帰ってくるとプータロー（無職）です。これ

「国際協力」の世界を目指す人へ

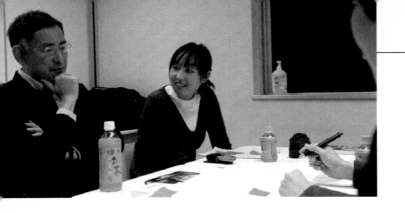

にならないための方法が、国際医療センターにとりあえず席を置くという方法。ただし、将来就職したい人は、その時期になったら、国際医療センターのサイトを毎日チェックしてください。4月に募集されるわけではないんです。空席がある日突然できて、随時募集されるからです。

新井　それは国際協力をしながら食べていけるっていう意味で…。

山本　そうです。ただし、まず最初はNGOで途上国で直接的医療をする、ということを1回経験してみるのがいいと思います。そのうえでもしも国際協力的な活動を続けたければ、将来のJICAや国連を見据えて、MPHをとるかどうかを検討する、という順序がいいと思います。昔は日本では東大と名古屋ぐらいしかなかったんだけど、今は長崎でも取れるし、帝京でも2年前から取れるようになりました。基本的にMPHはどこで取っても大丈夫です。ただしWHOで偉くなろうと思うんだったら、基本的にハーバードかジョンズ・ホプキンスですね。日本の大学でとるよりは、タイのマヒドン大学の方がはるかに上です。よく日本人が誤解していますが、東南アジアが遅れているっていうのは間違いで、公衆衛生学については日本の東大よりもタイのマヒドン大学の方がはるかに上です。日本はエイズの患者がどんどん増えている最悪の国ですが、タイはエイズの収束に成功している国です。それをやった大変優秀なMPHの人達が集まっているのがタイで、タイの方が国際的な評価もはるかに高いです。

国立国際医療センターでは何をやっているかというと、開発援助なので、いわゆる直接医療は一切しません。基本的には途上国の首都に行って、その国の厚生労働省にあたる保健省（通称MOH）というところで役人や官僚達と毎日会議します。この国の問題はこれ、だったらこれを解決するためにこういうプロジェクトをやろう、と。例えば、この地域は患者数に対し医者が少ないから、医学部を作って病院を作って、一次医療二次医療三次医療をどうやって作ろうか、といったことを考えたり、この国で多い病気（途上国だとマラ

リア、肺炎、下痢など）のどれに焦点を当ててやっていこうかとか、医学部でどういった教育をするか、医者になった人に対しても必ずフォローの研修をする（たとえばマラリアに対する最新の治療を指導）とか。その国の保健行政に対し、アドバイスをするだけでなく実際にそのプロジェクトを作って官僚達と一緒にやっていくんですね。現地には視察という形で行って、直接的医療はしません。現地の医者や看護師がどのようにやっているかを横で見て監督するということをやります。

もし国立国際医療センターの枠がなければ、35歳までに国連のJPO（ジュニアプロフェッショナルオフィサー）試験を受けて、UNICEFかWHOに行くのがいいと思います。（慈恵の同級生の）進藤奈邦子医師がWHOのメディカルオフィサーで、新型インフルエンザの時にも活躍してめちゃくちゃ有名になりました。

そして、国際協力師になる方法のもう1つが、赤十字です。赤十字の国際協力拠点病院に入れば、医者だったら年収1000万以上、看護師だったら500〜800万くらいもらえます。その状態で、災害が何か起きた時に、真っ先に手を挙げて行くというわけです。1週間から2週間で帰ってくると自分の職場に戻れる。緊急援助の段階に、直接的医療の形の国際協力をやっても、食いっぱぐれがないようにしたいんだったら、赤十字が最大のおすすめです。

しいてもう1つ加えれば、大学でも教授次第で行かせてくれるところもあります。私のMSFの後輩のドクターが、教授が理解のある人で、MSFに半年とか一年とか行かせてもらって終わったらそのまま医局に戻るってことをやってますね。ただし教授が替わったら終わりなので、その辺やっぱりリスクがあります。

国際協力師に必要なもの

富澤　「国際協力師」の養成のために、「宇宙船地球号」で

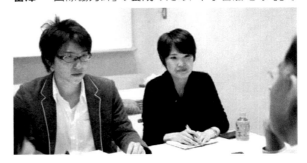

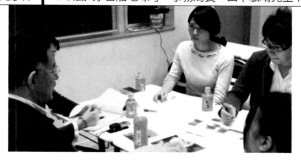

は具体的にどういったことをされていますか？

山本　まず講演会を年間50回くらいやってますね。文部科学省と組んで、公立の小中学校で国際協力師っていう職業があるよっていう啓発活動を総合学習の枠でやってもらいました。

現在は医療以外のこともいろいろやっていますので、そのすべての分野に関して話しています。文系の人の方が基本的に多いので、文系の人でもできるようないわゆる人権関係とか、ジェンダーとか、環境問題についても話しています。

富澤　国際協力師に向いている人は何を備えている人でしょうか。また、やっておくべきことはなんでしょうか。

山本　一般論としてはコミュニケーション能力が高い人が向いていると言われますが、あとは我が強くてガンガンしゃべりまくる人は国連に向いてるし、割と地味であまりしゃべらない人はJICAとか国際医療センターの方が向いていると思いますね。基本的に性格が悪い人は国連に向いてます（笑）。

あとは、まず英語ができないと話にならない。加えて、国連公用語であるフランス語、スペイン語、ロシア語、中国語、アラビア語。そのどれかができると国連やJICAに雇われやすい。医療系に限れば、基本的には直接的に役に立つ母子保健といわれる産婦人科や小児科の能力。あとはスクリーニングの能力。どんな患者が来ても、この患者は何科に、と紹介できる救急室の経験。あとはICUの経験がある人ですね。途上国の首都で、手術室やICUを立ち上げて現地の人々を教育して残す、ということが多いので。これらが従来型の国際協力に必要なものだったんですけど、今後は違います。これからは高血圧や糖尿病、高脂血症、がんなどの、いわゆる先進国で多い病気の専門の人も必要になっていきます。WHOが現在、途上国でも急速にこれらの病気が増えていると警鐘を鳴らし、それらの病気に対する人材が必要とされているからです。だから、どの科に進んでも国際協力が出来なくなるということはありません。

新井　国際協力をするうえで、心構えの点で必要なものはありますか？ただ純粋に助けたいという気持ちで行ったら足元すくわれるとか、こういう覚悟が必要、とか…。

山本　国際協力をしたいという人は、いわゆるマザーテレサやナイチンゲールの精神、困っている人を助けてあげたいという気持ちで行く人が、女性、とくに看護師さんで多いのですが、行ってみると全然違うということがわかるんです

よね。実際自分があまり役に立たないことが多くて、現地に支援に行った外国人や日本人同士でも考え方が違ってけんかになったりすることも多いんですよ。私はパートナーからさんざん聞いてから行ったので最初から覚悟ができていて、徹底的に自分のやるべき本当に意味のある国際協力、現地文化の尊重、未来に残すための教育をやったんですけど、こういう人間は少数派で、自分の理想を追い求めて行ったのに全然違ってがっかりして帰ってくる人が7割と言われています。青年海外協力隊だろうがNGOだろうが、続かない人が多いですね。というわけで、きれいごとはあんまり考えない方がいいかもしれません。

新井　山本さんはなぜこんなに長い間この道を続けてられるんですか？

山本　とにかく面白かったんですね。やればやるほど自分の中の足りないものが見えてくる。この問題を解決するためにはこれを勉強しなきゃとどんどん勉強していって、最初は直接的医療しかしていなかった私が保健、公衆衛生学を勉強し、そのうち環境問題もやんなきゃいけない、戦争止めなきゃいけない、ジェンダー、国際人道法とかにも全部興味を持って…なんてやっているうちに、現在の私は、政治、経済、教育、医療、環境の5分野のすべてを大雑把にですが勉強するようになりました。毎日5大新聞のすべてを読んで、右の産経から左の朝日まで、すべての社説を読んで自分が中立でいられるようにコントロールしながら、5分野のすべてを把握し続けています。昔は新聞も全然読まない人間だったんですけど、国際協力を始めてから徹底的に勉強をするようになりました。信じられません。そのくらい自分が変わっていったのがある意味面白かったですね。

新井　これからの展望を教えてください。

山本　外務省が「国際協力士」の国家資格化を検討しています。国家資格になれば少しは箔がつくので、とにかくそれが実現すればいいなと思っております。

全員　今日はありがとうございました。

「国際協力」の世界を目指す人へ

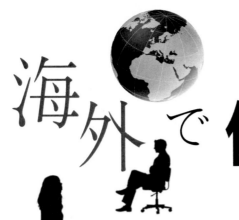

海外で働く医師たち

Lattice 編集人
七沢英文

日本がTPPに参加表明して以来、医療のあり方も大きく変容することが必至と言われている。

そんな中、海外で活躍する日本人医師たちがいる。この記事では彼らに焦点を当ててみたい。まず、何と言っても数が多いのは米国の大学や研究機関などに留学している医師である。NIH（National Institute of Health: 米国国立衛生研究所）に留学している医師や研究者で、日本人は340人もいる。ワシントンの日本大使館で働く職員の数が200人弱であることからすると、その数は異常に多いと言える。他には、海外の病院やクリニックで働く医師もいる。そして、国際機関（WHOなど）、国際協力機構（JICA）などの公的な機関で働く医師たち。この数は定かでないが、外務省の医務官は若干名であり、欧米出身の医師の数からすればかなり少ないことは確かだ。それ以外であると、民間のいわゆるNGOであるが、こうなると、常駐して医療活動に従事している日本人医師はほとんど数人しかいないと言ってよい。

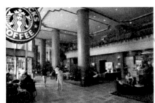

7年前に訪問したときと変わらずだが、それでも病院とは思えないほどの洗練度

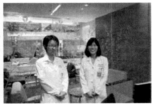

Dr.柴野（左）とDr.薮崎　二人ともご主人の仕事の関係でタイに在住。タイの医師免許はないが、日本人患者対応の医療コーディネーターとして活躍する

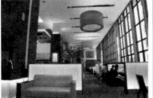

バムルンラード・インターナショナルの外国人用フロア。日本のどの高級ホテルよりもスタイリッシュだ

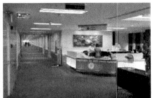

病棟の雰囲気も高級ホテル並みだ

タイで働く日本人医師

さて、今回は、2006年に一度取材したバンコクとシンガポールの病院に7年ぶりの訪問をした。タイは、基本的に外国人医師はタイの国家試験をパスしない限り診療行為ができない。よって、必然的に日本人医師がタイで勤務するチャンスは少なくなる。しかし、バンコクのバムルンラード・インターナショナル病院には、前回取材したときにはいなかった日本人医師が3人も勤務していた。彼らは全員女性であり、うち1人はタイの医師免許を取得している。医師免許を持たない2人の医師は、医療行為は一切禁止されているので、もっぱら医療アドバイザーとして、日本人の患者に付き添い、さまざまな相談に応じたり、医療コーディネーターとしての職務を果たす。1日に100人を超える日本人患者にとって、とても心強い存在となっている。

バンコク病院に勤務する日本人男性医師・仲地省吾氏は、2007年に日本人で初めてタイの医師免許を取得した。仲地医師は、1956年沖縄県生まれ。1982年に山口大学医学部を卒業後、消化器内科医として同県宇部市の病院に勤務。40歳を過ぎた頃、「新たな挑戦を」と一念発起し、中村哲医師率いるペシャワール会の活動に参加、アフガン難民の診察・治療に携わる。3年にわたる活動の後、タイのマヒドン大学で熱帯医学を学ぶなかで、タイの医師免許取得にチャレンジ。すべてタイ語という大変な試験を見事突破しタイでの診療に従事することになった。タイの医療はシステムこそ日本とは違うが、医療行為そのものは変わらないし、そのレベルも勝るとも劣らないので、違和感を覚えることはないと言う。これからも長くタイでの医療に関わっていくとのことである。

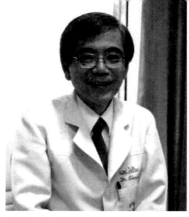
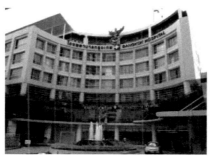
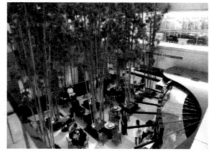

Dr.仲地。タイで初めて医師免許を取得した日本人。ペシャワール会での活動経験もある

バンコク・ホスピタル　国際的な医療サービスはバンコクでも1、2位を争う

とにかくスペースにゆとりがあり、くつろぎと癒しの空間である

シンガポールで働く日本人医師

前回は同じく2006年に訪問したラッフルズ・ホスピタルは、2人だった日本人医師は、12人(他に歯科医師が4人)に増えていた。新富裕層と呼ばれる金融系の若手実業家の増加とともに、日系企業の駐在員の数も増えてきたため、それに伴う医療サービスの拡充も望まれてのことであろう。シンガポールは、タイとは違い、日本人医師の診療行為は一定の条件のもと認められている。国ごとに医師数が決められており、2013年の段階で、日本人医師数は17人とのことであった。うち、12人がラッフルズ・ホスピタルに勤務。病院内にあるジャパニーズ・クリニックで日本人の患者を診察・治療する。

今後の医師の国外流出と、外国人医師の流入

日本国内の医師不足と偏在は相変わらずその効果的な打開策を打ち出せない状況下でますます加速していくと思われる。一方、優秀な若手の医師、特に外科医は、雑用に追われ自ら勉強したり、技術を向上させる時間と余裕がないことから、より良い環境を求めて海外への留学を希望する。また、大学病院に勤務しながら教授を目指しても、手術のうまさが出世につながる訳ではないので、モティベーションが維持できない。というのは、日本の大学教授は教授会によって選出されるが、その際に基準となるのが、論文の引用回数とその論文が掲載される学術誌の格である。故に、外科であっても手術の回数や成功率ではなく、論文の引用回数で教授が決まるのである。一般的には、外科医は医学部を卒業した後、2年の臨床研修を経て後期研修でようやく外科中心の業務にあたり、その後、大学の関連病院を回りながら経験を積み、10年ほどで一人前の外科医となる。その間に、論文を書いたり、学会で発表したりするのだが、論文を書く暇もないほど手術に明け暮れる「敏腕外科医」は、教授にはなる可能性が必然的に少ない。逆に、出世したければ、手術をするよりも論文を書いていた方がよいのである。結果として、「あの外科教授の手術は下

手だ」という噂はどの大学病院でも耳にする台詞となるし、「手術もできない外科教授」が存在することになる。そんな環境で優秀な若手医師はどのように自らのキャリアパスを描くのだろうか。雑用に追われることなく手術に専念できる職場環境と、専門医の試験が実質的な技術を評価し、その延長上に教授のポストが待っているアメリカでの医師の満足度は、日本の3～6倍と言われている。今後、アメリカまたはオーストラリアなどに活躍の場を求める若手医師は増加することが予想される。もっとも、医師の海外流出を食い止めているのは、医師自らの語学力のなさという皮肉もあるが…。

「ゆりかごから墓場まで」を謳い、福祉の充実を誇ったイギリスが、「医療の理想郷」と崇められたキューバが、医師の海外流出という問題に苦悩している現実を見落としてはならない。外科に限らず、専門医の正しい評価基準を整備し、勤務医の就労環境を改善しないことには、日本の医療の根幹が崩れる危険性がますます増大してしまう。海外の医療事情を見ているとそんな印象を持たざるを得ない。

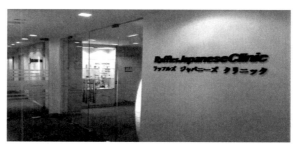

ラッフルズ・ホスピタルの日本人専用クリニック。スタッフは全員が日本人である

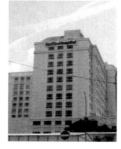

ラッフルズ・ホスピタル　日本の聖路加国際病院と同じくらいの規模と洗練度と考えてよい

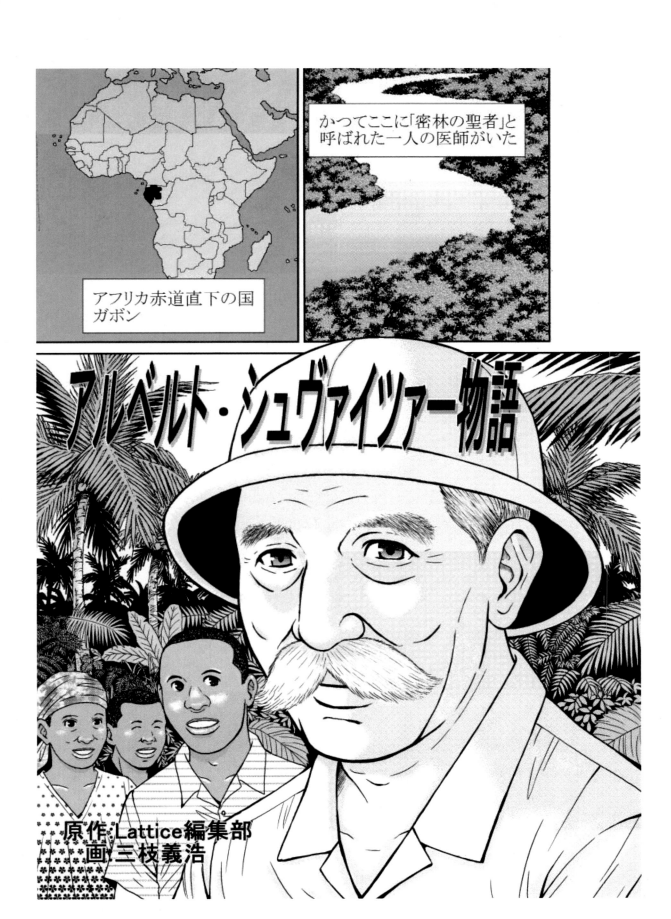

アフリカ赤道直下の国
ガボン

かつてここに「密林の聖者」と
呼ばれた一人の医師がいた

アルベルト・シュヴァイツァー物語

原作:Lattice編集部
画 三枝義浩

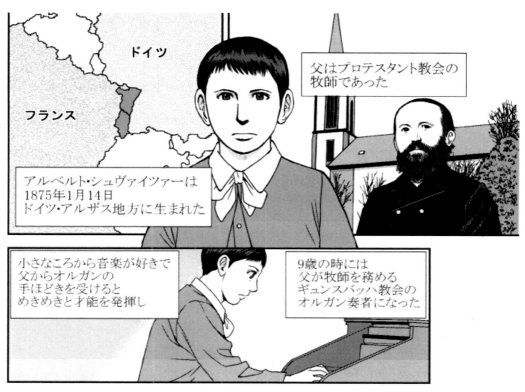

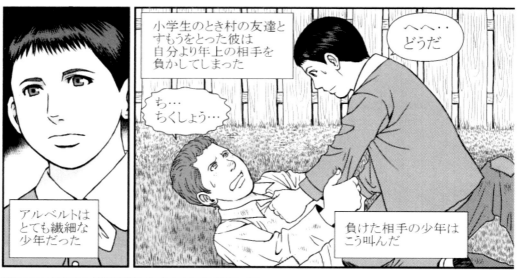

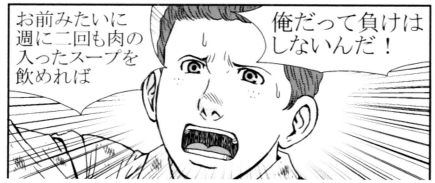

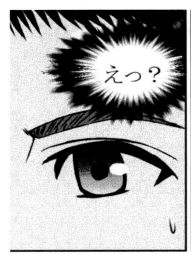

えっ？

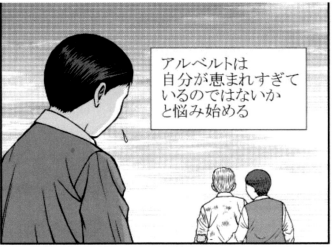

アルベルトは
自分が恵まれすぎて
いるのではないか
と悩み始める

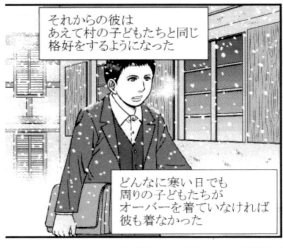

それからの彼は
あえて村の子どもたちと同じ
格好をするようになった

どんなに寒い日でも
周りの子どもたちが
オーバーを着ていなければ
彼も着なかった

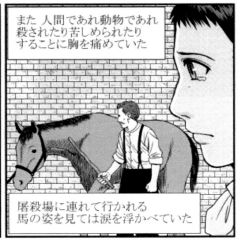

また 人間であれ動物であれ
殺されたり苦しめられたり
することに胸を痛めていた

屠殺場に連れて行かれる
馬の姿を見ては涙を浮かべていた

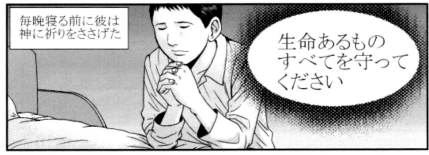

毎晩寝る前に彼は
神に祈りをささげた

生命あるもの
すべてを守って
ください

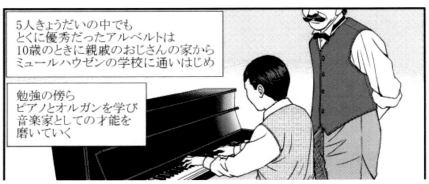

5人きょうだいの中でも
とくに優秀だったアルベルトは
10歳のときに親戚のおじさんの家から
ミュールハウゼンの学校に通いはじめ

勉強の傍ら
ピアノとオルガンを学び
音楽家としての才能を
磨いていく

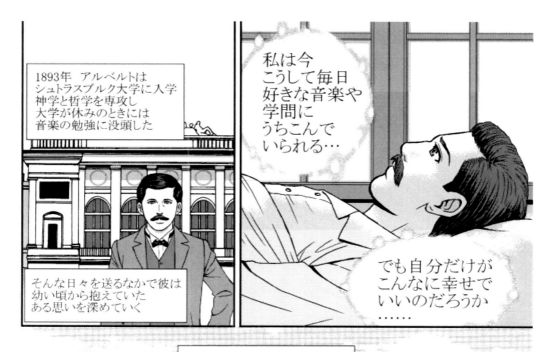

1893年 アルベルトは
シュトラスブルク大学に入学
神学と哲学を専攻し
大学が休みのときには
音楽の勉強に没頭した

そんな日々を送るなかで彼は
幼い頃から抱えていた
ある思いを深めていく

私は今
こうして毎日
好きな音楽や
学問に
うちこんで
いられる…

でも自分だけが
こんなに幸せで
いいのだろうか
……

そして21歳のある日
彼は大きな決断をする

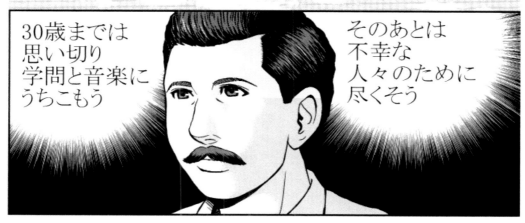

30歳までは
思い切り
学問と音楽に
うちこもう

そのあとは
不幸な
人々のために
尽くそう

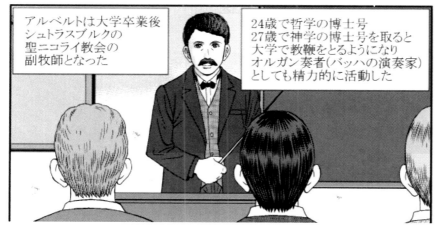

アルベルトは大学卒業後
シュトラスブルクの
聖ニコライ教会の
副牧師となった

24歳で哲学の博士号
27歳で神学の博士号を取ると
大学で教鞭をとるようになり
オルガン奏者(バッハの演奏家)
としても精力的に活動した

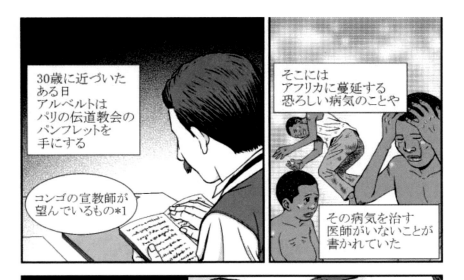

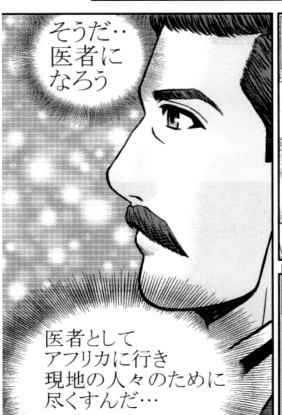

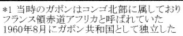

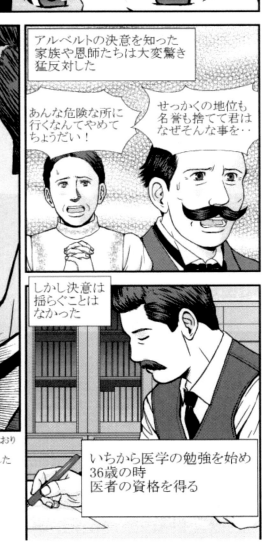

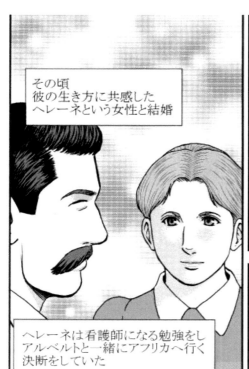

その頃
彼の生き方に共感した
ヘレーネという女性と結婚

ヘレーネは看護師になる勉強をし
アルベルトと一緒にアフリカへ行く
決断をしていた

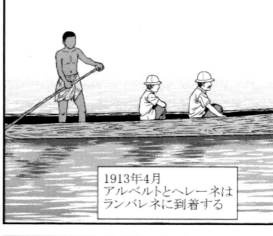

1913年4月
アルベルトとヘレーネは
ランバレネに到着する

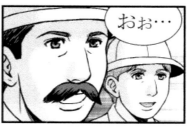

おぉ…

とうとうアフリカに
やってきたんだ！

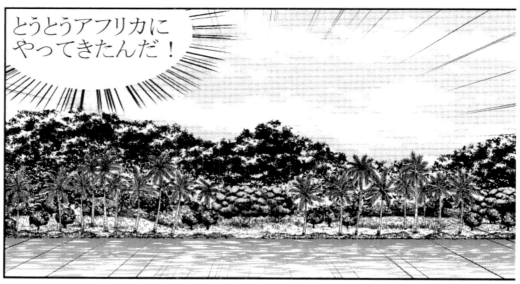

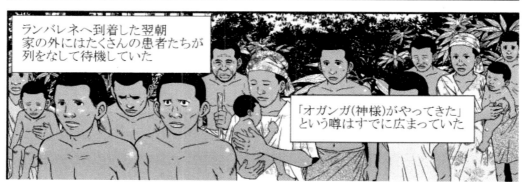

ランバレネへ到着した翌朝
家の外にはたくさんの患者たちが
列をなして待機していた

「オガンガ(神様)がやってきた」
という噂はすでに広まっていた

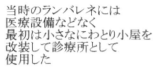

当時のランバレネには
医療設備などなく
最初は小さなにわとり小屋を
改装して診療所として
使用した

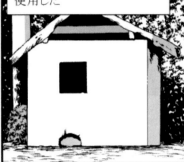

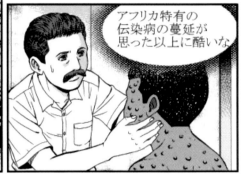

アフリカ特有の
伝染病の蔓延が
思った以上に酷いな

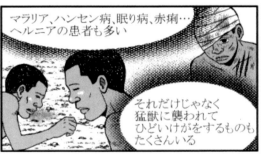

マラリア、ハンセン病、眠り病、赤痢…
ヘルニアの患者も多い

それだけじゃなく
猛獣に襲われて
ひどいけがをするものも
たくさんいる

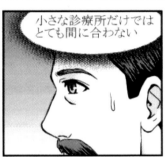

小さな診療所だけでは
とても間に合わない

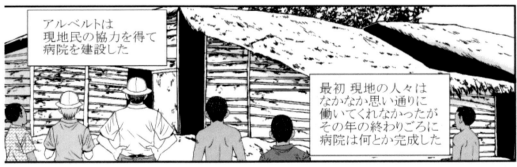

アルベルトは
現地民の協力を得て
病院を建設した

最初 現地の人々は
なかなか思い通りに
働いてくれなかったが
その年の終わりごろに
病院は何とか完成した

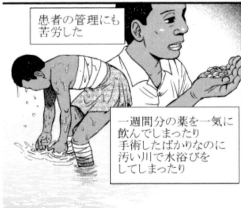

患者の管理にも
苦労した

一週間分の薬を一気に
飲んでしまったり
手術したばかりなのに
汚い川で水浴びを
してしまったり

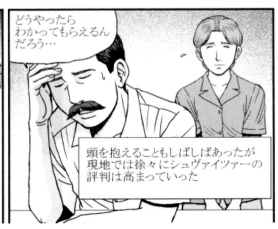

どうやったら
わかってもらえるん
だろう…

頭を抱えることもしばしばあったが
現地では徐々にシュヴァイツァーの
評判は高まっていった

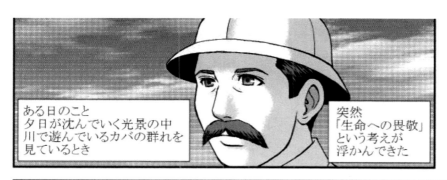

ある日のこと
夕日が沈んでいく光景の中
川で遊んでいるカバの群れを
見ているとき

突然
「生命への畏敬」
という考えが
浮かんできた

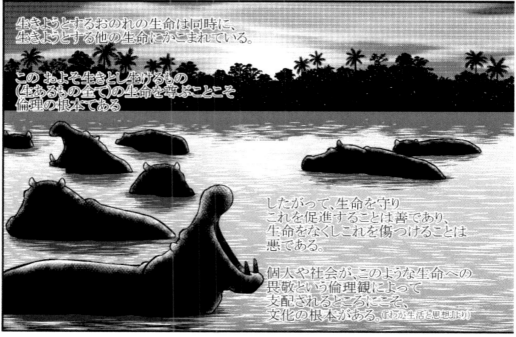

生きようとするおのれの生命は同時に、
生きようとする他の生命にかこまれている。

この およそ生きとし生けるもの
(生あるもの全て)の生命を尊ぶことこそ
倫理の根本である

したがって、生命を守り
これを促進することは善であり、
生命をなくしこれを傷つけることは
悪である。

個人や社会が、このような生命への
畏敬という倫理観によって
支配されるところにこそ、
文化の根本がある。(『わが生活と思想』より)

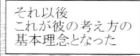

それ以後
これが彼の考え方の
基本理念となった

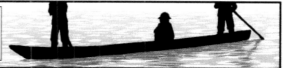

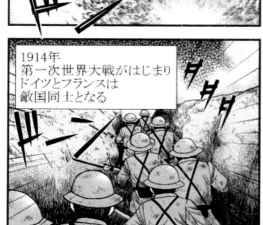

1914年
第一次世界大戦がはじまり
ドイツとフランスは
敵国同士となる

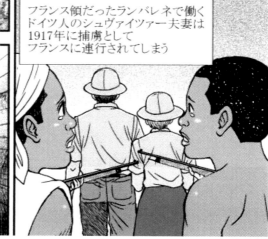

フランス領だったランバレネで働く
ドイツ人のシュヴァイツァー夫妻は
1917年に捕虜として
フランスに連行されてしまう

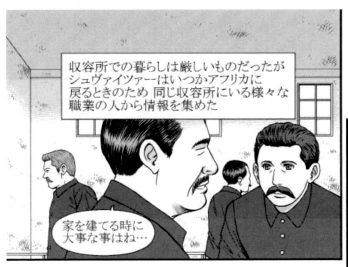

収容所での暮らしは厳しいものだったが
シュヴァイツァーはいつかアフリカに
戻るときのため 同じ収容所にいる様々な
職業の人から情報を集めた

家を建てる時に
大事な事はね…

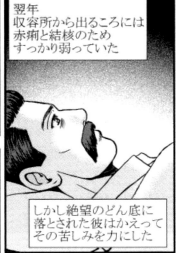

翌年
収容所から出るころには
赤痢と結核のため
すっかり弱っていた

しかし絶望のどん底に
落とされた彼はかえって
その苦しみを力にした

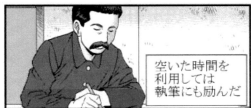

空いた時間を
利用しては
執筆にも励んだ

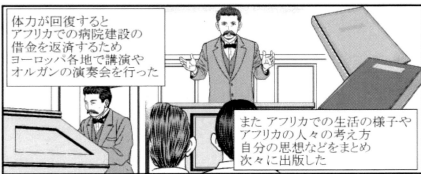

体力が回復すると
アフリカでの病院建設の
借金を返済するため
ヨーロッパ各地で講演や
オルガンの演奏会を行った

また アフリカでの生活の様子や
アフリカの人々の考え方
自分の思想などをまとめ
次々に出版した

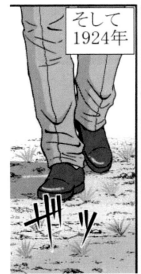

そして
1924年

ザッ

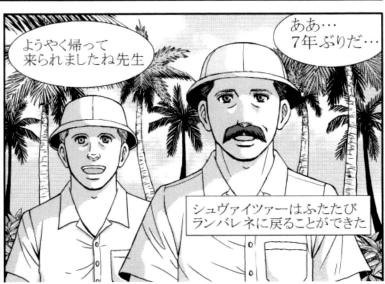

ようやく帰って
来られましたね先生

ああ…
7年ぶりだ…

シュヴァイツァーはふたたび
ランバレネに戻ることができた

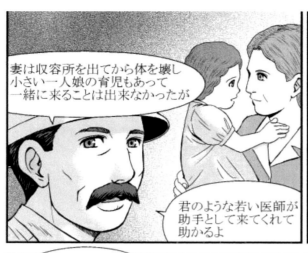

妻は収容所を出てから体を壊し
小さい一人娘の育児もあって
一緒に来ることは出来なかったが

君のような若い医師が
助手として来てくれて
助かるよ

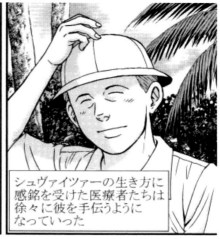

シュヴァイツァーの生き方に
感銘を受けた医療者たちは
徐々に彼を手伝うように
なっていった

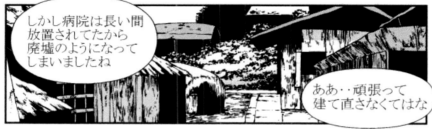

しかし病院は長い間
放置されてたから
廃墟のようになって
しまいましたね

ああ‥頑張って
建て直さなくてはな

それから間もなく
赤痢が大流行し
患者の数が増えたため
さらに大きな病院を
建設することを決める

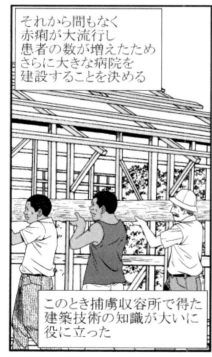

このとき捕虜収容所で得た
建築技術の知識が大いに
役に立った

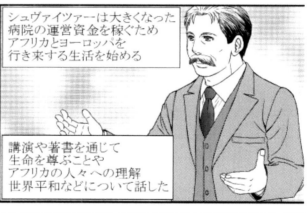

シュヴァイツァーは大きくなった
病院の運営資金を稼ぐため
アフリカとヨーロッパを
行き来する生活を始める

講演や著書を通じて
生命を尊ぶことや
アフリカの人々への理解
世界平和などについて話した

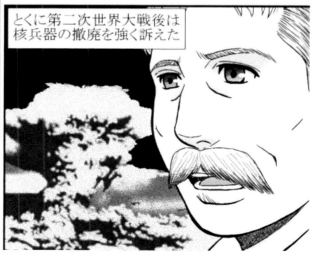

とくに第二次世界大戦後は
核兵器の撤廃を強く訴えた

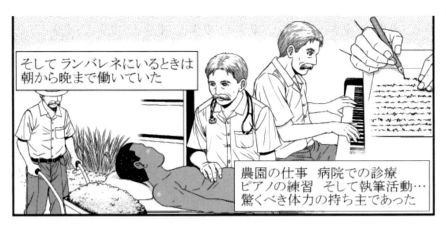

そして ランバレネにいるときは
朝から晩まで働いていた

農園の仕事　病院での診療
ピアノの練習　そして執筆活動…
驚くべき体力の持ち主であった

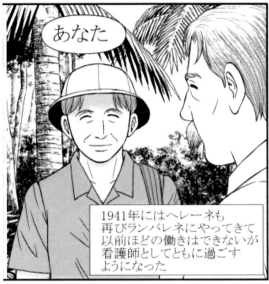

あなた

1941年にはヘレーネも
再びランバレネにやってきて
以前ほどの働きはできないが
看護師としてともに過ごす
ようになった

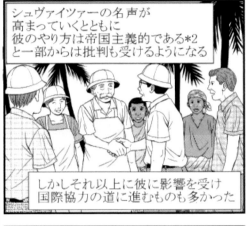

シュヴァイツァーの名声が
高まっていくとともに
彼のやり方は帝国主義的である*2
と一部からは批判も受けるようになる

しかしそれ以上に彼に影響を受け
国際協力の道に進むものも多かった

1952年

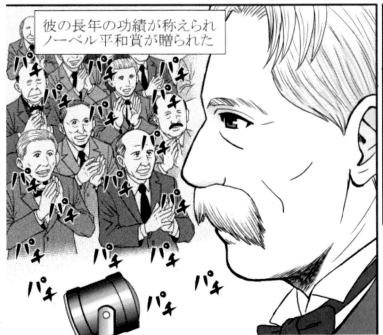

彼の長年の功績が称えられ
ノーベル平和賞が贈られた

パチ

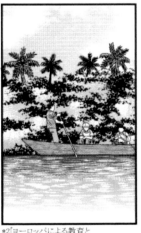

*2「ヨーロッパによる教育と
指導こそがアフリカを改善する」
と先進国によるアフリカの
植民地化を容認していた面も
あったため、アフリカの一部
保守階層を中心に、彼をよく
思っていない人々も一定数存在した。

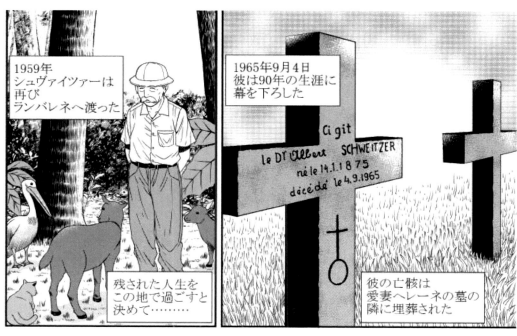

1959年
シュヴァイツァーは
再び
ランバレネへ渡った

残された人生を
この地で過ごすと
決めて………

1965年9月4日
彼は90年の生涯に
幕を下ろした

Ci git
le Dr Albert SCHWEITZER
né le 14.1.1875
décédé le 4.9.1965

彼の亡骸は
愛妻ヘレーネの墓の
隣に埋葬された

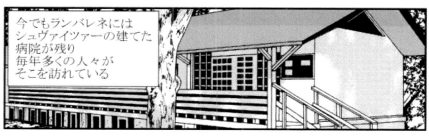

今でもランバレネには
シュヴァイツァーの建てた
病院が残り
毎年多くの人々が
そこを訪れている

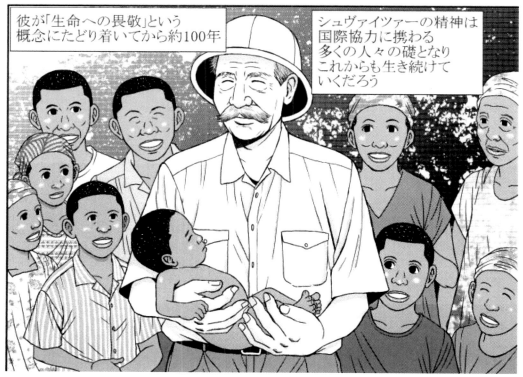

彼が「生命への畏敬」という
概念にたどり着いてから約100年

シュヴァイツァーの精神は
国際協力に携わる
多くの人々の礎となり
これからも生き続けて
いくだろう

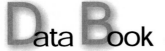

医師不足解消に向けて―女性医師の活用

医師不足問題の解消策のひとつとして挙げられるのが、「結婚、出産、育児などで医療の現場を離れた女性医師の活用」である。日本でも医師志望の女性は増えているが、他の職業と同様、一度現場を離れてしまうとなかなか元のように働くのは難しいという現状がある。ここでは、女性医師の就労支援を行っている「女性医局」の全面協力のもと、女性医師にまつわるデータと現在の問題点などを掘り下げてみたい。

1. 女性医師の年齢別就業率就業率（M字曲線）

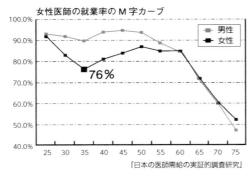

女性医師の就業率のM字カーブ
76％
男性
女性
「日本の医師需給の実証的調査研究」
出典：OECD Health Data 2012

2. 医師の男女比に関する国際比較

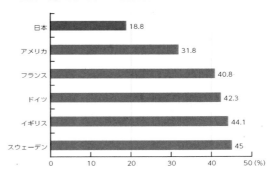

日本	18.8
アメリカ	31.8
フランス	40.8
ドイツ	42.3
イギリス	44.1
スウェーデン	45

出典：文部科学省「学校基本調査」

3. 医学部入学者数に占める女性の割合（％）

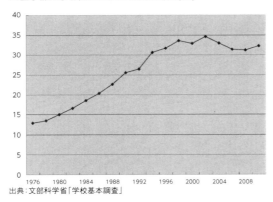

出典：文部科学省「学校基本調査」

4. 診療科別男女別医師割合

診療科	男性（％）	女性（％）
内　科	84.5	15.5
皮膚科	57.9	42.1
小児科	67	33
精神科	79.4	20.6
外　科	94	6
泌尿器科	95.5	4.5
整形外科	95	5
形成外科	76.3	23.7
眼　科	62.6	37.4
耳鼻咽喉科	80.5	19.5
産婦人科	71.3	28.7
その他	71.6	28.4
不詳	84.8	15.2

出典：厚生労働省「医師・歯科医師・薬剤師調査」平成22年度

5. 大学・一般病院における女性医師の職位割合 男女間比較（単位：％）

(1) 大学病院

	役職なし	医局長	診療科長	講師	准教授	教授	計
男性医師	77	2	4	6	6	5	100
女性医師	82	6	2	6	3	2	100

(2) 一般病院

	役職なし	医局長	診療科長	部長	院長	計
男性医師	60	8	5	18	9	100
女性医師	66	14	7	9	4	100

出典：野村恭子「医師不足時代の女性医師就労支援に向けた疫学研究」(2011)

6.子どものいる女性医師の勤務形態 (常勤、非常勤、アルバイト)

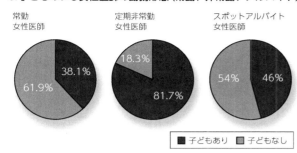

常勤女性医師：38.1% / 61.9%
定期非常勤女性医師：18.3% / 81.7%
スポットアルバイト女性医師：54% / 46%

■ 子どもあり　■ 子どもなし

女性の常勤医は業務量の負担の重さからか、子どもがいる割合は4割弱にとどまっています。これに対し非常勤の女性医師は「子育てをしながら」という医師が主となっているように見受けられます。

また、スポットアルバイト医師が「子どもがいる」割合は半々になっているが、これは「仕事を精力的に頑張っていきたい」という常勤の女性医師が、空いた時間を利用してスポットアルバイト勤務をするといった形態が多いことと、初期臨床研修終了後にアルバイトをする若い医師が多いことに起因しています。

「女性医師の3人に1人は幸せな結婚生活を送り、3人に1人は離婚をし、3人に1人は未婚を貫く」といわれるように、常勤医としての業務をこなすには家事や育児との両立は厳しいのが現状です。

---

(1)結婚・出産した女性の復職を妨げている要因

結婚・出産を経てから復職を希望される女性医師は数多くいます。しかしながら女性医師結婚・出産した女性医師の復職を妨げている要因としては、主に4点挙げることができます。1点目は「家事・子育て」です。結婚・出産を経た女性医師は家庭の中では妻として、母親として家事や育児に時間を割かなければなりません。日本医師会「女性医師の勤務環境の現況に関する調査報告書」(2008)によれば、院内に保育所・託児所が設置されている割合は約5割にとどまっており、復職した場合は育児をしながら医師としての仕事に従事しなければならない状況が続いています。このように肉体的・精神的負担から復職を思いとどまってしまう女性医師が多くなっています。2点目は「医師としてのキャリアブランク」です。上でも述べたように、結婚・出産を経た女性医師は日々の家事や育児に追われ、医師としての自己研鑽を積む時間はあまり取れないのが現状です。そのため、離職・休職してからのブランクが長くなるほど、日々進歩する臨床現場に戻りづらくなっています。3点目は、「配偶者の転勤」です。配偶者の転勤に伴って、復職予定先だった医療機関には復職出来なくなり、再就職先の医療機関を探しづらくなってしまうことがあります。4点目は「医療機関側の要求とのミスマッチ」です。上で述べたようにフルタイムでの勤務は難しい女性医師は多いですが、医療機関側はフルタイムに近い条件で働ける医師を求めていることが多いです。このため、復職時の労働条件等について、医療機関と女性医師側でミスマッチが生じることがしばしばあり、復職の意志はあっても、なかなか望ましい環境で働けずに復職できない女性医師が多くいるのです。

(2)女性医師の復職支援はどのように行われているか

女性医師の復職支援としては、(1)で述べた復職阻害要因に対応するようなサービスが、国や民間企業を通じて徐々に提供されつつあります。例えば厚生労働省は次にあげる3つの事業を展開しています。一つ目は「女性医師等就労支援事業」で、全国の都道府県ごとに相談窓口を設置することで、復職に不安を抱える女性医師への研修受け入れ医療機関の紹介や出産・育児と勤務を支援するための助言等を行っています。二つ目は「女性医師支援センター事業」で、女性医師のライフステージに合わせた柔軟な勤務形態を図るために、パートタイムなどの職業斡旋業務を日本医師会へ委託しています。三つ目は「病院内保育所事業」で、医療機関に勤務する職員の乳幼児の保育施設を院内で運営する試みを行っています。こうした国をあげた政策の他にも、より近い立場で個々の女性医師のニーズに対応するような事業を行う民間企業も出てきています。民間企業のサービスには次のようなものがあります。ひとつは、医療機関を紹介するだけでなく、実際に医療機関との面談に立ち会って理想的な勤務形態の実現をお手伝いするサービスです。このサービスでは医療機関との交渉全般を民間企業が担当するため、復職に伴う面倒な手続きなどを女性医師自身がする必要がなくなり、負担が大幅に軽減されます。二つ目としては、専門のベビーシッターを紹介するサービスがあります。保育所ではなくベビーシッターにしっかり子どもの面倒を見てもらえるので、安心して勤務することができます。以上のように、官民双方がそれぞれの特性を生かして、女性医師の復職を支援する仕組みを充実させてきています。

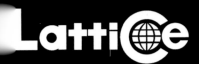

医のアートを求めて

Lattice編集人　七沢英文

「 あなたがたのうちに百匹の羊を持っている者がいたとする。その一匹がいなくなったら九十九匹を野原に残しておいていなくなった一匹を見つけるまで捜し歩かないで□あろうか」

（ ルカによる福音書第15章4節 ）

聖書の中で神は徹底的に「いなくなった一匹」のことをいつも考え、そしてどこまでも捜し歩く。これは神の私たちいのちある者に対しての永遠の変わらぬ姿である。

「Lattice」の発行目的は、若き医療人の「医のアート」の追求と、医療を通しての国際交流や人道支援、そして平和構築である。テーマは壮大であるが、医学・医療の守備範囲は広く、また多岐にわたり、人間の活動に複雑に絡み合う。

20世紀半ばを境に医療を取り巻く環境はずいぶんと変化した。それまでの医療の役割は主に、感染症を中心とする急性期の疾病に対応することであったが、癌や生活習慣病に属する疾病が増加し、高齢化と相まって患者はいったん発症すれば文字通り死ぬまで医療の世話になるといった存在に変化してきた。さらに現代社会の変化の性質上、社会との不適合が原因で起こる疾病がますます増加することが予想される。このように生活習慣病が主役となり、社会との不適合者が増加するような社会においては、医療という行為の中で患者の役割が重要なものとなってくる(例えば薬の服用、透析やインスリン注射は長期間行わなければならないし、定期的にカウンセリングを受ける必要性が生じる)。このような状況の中で、医療の専門家と非専門家との間の関係は必然的に長期化するし、両者の知識レベルにおけるギャップは人間関係のギャップとほぼ同値となってしまう。

このように考えたとき、医療におけるパターナリズム(paternalism)は、その性質を大きく変える必要が生じてくることは当然であろう。患者は全くの無力で無知な存在から、自己決定権を行使できる成熟した存在への成長を余儀なくされてきた。だからこそ、インフォームド・コンセント(informed consent)が重視され、「物語医学(Narrative-Based Medicine)」という概念が生まれ、ひいては医師の人間性が求められるようになってきたのだ。

現在の日本では、医学部に入学するのは高校卒業直後から数年後が通例であり、つまり医師を目指す

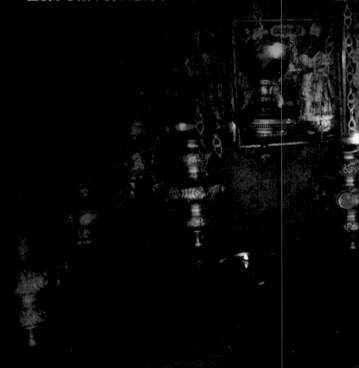

者の大半は、10代後半から20代前半で医学部に進学する。その時点で職業を選択して進学するのだから、当然その職種と責務についての知識や理解をある程度は持っているべきである。しかし、実際、医学部志願者の多くは医師という職業についてよくわからないまま医学部に進学する。この数年は、東大かまたは医学部かが"エリート"の選択肢となっている。「人の命を扱う仕事」という言葉は発することができても、その言葉の持つ意味について深く考えている学生がどれほど存在するのだろうか。

　問題は学生本人と家庭にあるのは当然なのだが、学生に職業についての教育を行っていない中学・高校教育の責任は重い。日本の中学高校はこれまでキャリア教育に力を入れてこなかった。戦後の高度経済成長、その後のバブル時代くらいまでは、高学歴＝高収入（＝社会的価値）といった単純な図式が確立されていたためその必要性は薄かったのだろう。さらに、医学・医療の急速な進歩に伴い、医学部での一般教養、医療倫理、そして医療人としての在り方についての講座は、サイエンスとしての医学を"詰め込む"ことに大きくその道を譲り、低学年の時期に形ばかりの講座がわずかに設置されるにとどまる。そうであるならばなおさら、学生は大学教育以外の機会においてこれらを学ぶ必要性が生じる。理想的には医学部受験を決める時期、結局、中学や高校において職業教育がなされていてしかるべきなのである。

　このような現状に鑑み、微力ながら学生や若き医療人にその意識を喚起し、機会を提供するのが本書の目的である。さらには、実際に医療現場で「アート」を実践している医療者や、限られた時間の中で意欲的に活動している学生達を紹介することで、目指すべきロールモデルを紹介すると同時に、ロールモデルとなる者自身のモティベーションをさらに向上させるという相乗効果も期待している。

　「医のアート」は、ウィリアム・オスラー (William Osler : 1849 - 1919) 博士の名言、"Medicine is a science of uncertainty and an art of probability."にある"art"に由来する。人間は致死率100%なのだから、医学・医療の目的が不老不死や延命でないことは確かである。従って、いかにして生まれ、いかにして生き、そしていかにして死を迎えるかを当事者と共に考えていくことがその本質となる。ならば、最終的に医療は、「何をするか」より「誰がするか」に収束すると言っても良い。患者の立場で言わせてもらえば、同じ診断を下されたり治療方針を説明されるにも、目の前にいる医師や看護師の態度・言動によってずいぶんと気持ちは変わる。もしかしたら治療効果にも影響が出る。「医師と患者の関係(doctorpatient rapport)」の重要性が注目されるようになった現代の医療において、最先端の医療技術を追い求めることだけではなく、医療者が患者やその家族にとって、さらにはその地域にとって、どのような存在であるのか、そして医療者に求められるのは何なのかをあらためて追求することが課題ではなかろうか。「一匹のいなくなった羊」＝「一人の病める人」を救う仕事が社会を守ると考えるのは、医療者にとって荷が重いことであろうか。

　医療の持つ多くの側面を認め、つまり多元的に医療を捉え、様々な場面で活用することが福祉や経済、その他の社会問題の解決につながると信じている。

　*latticeとは「格子」を意味する。医療者や学生が国内外を問わず縦横に交わり、ネットワークを広げていくことをイメージしてシリーズ名に採用した。

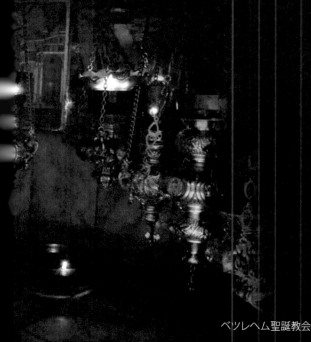

ベツレヘム聖誕教会

의료를 통하여
아시아를 하나로 Vol.3

일본잡지 Lattice의 다이제스트판입니다

초판 1쇄 인쇄 2014년 11월 01일

초판 1쇄 발행 2014년 11월 05일

발행인 | 이치카와 쯔요시

편집 | Lattice 편집부

번역 | 박정경

펴낸이 | 손형국

펴낸곳 | (주)북랩

출판등록 | 2004. 12. 1(제2012-000051호)

주소 | 153-786 서울시 금천구 가산동 가산디지털 1로 168, 우림라이온스밸리 B동 B113, 114호

홈페이지 | www.book.co.kr

전화번호 | (02)2026-5777

팩스 | (02)2026-5747

ISBN 979-11-5585-387-0 03510